EL LIBRO DE ILUSTRACIONES DEL PARTO

AF743290

Contenido

Ilustraciones

Texto original de Fran P. Hosken; Ilustraciones de Marcia L. Williams

Traducción original por Lourdes Masse, The Translators, INC.; Traducción actualizada por Patricia Francisco, Tony Pomales, y Miriam Lara-Meloy

Décimocuarto edición: Actualizada en 2016, con el Tributo a Fran Hosken

Publicado por: Hesperian–Guías de salud
2860 Telegraph Avenue
Oakland, California 94609 USA
www.hesperian.org

ISBN 978-1-942919-25-4

EL LIBRO DE ILUSTRACIONES DEL PARTO

Tributo a Fran Hosken

En 1981 Fran Hosken escribió la primera versión del *Libro de ilustraciones del parto,* ilustrado por Marcia Williams. Ella envió cerca de cien mil copias del libro desde su casa en Massachussets, EEUU. Ella les dio el derecho de publicación a docenas de organizaciones alrededor del mundo, quienes tradujeron y distribuyeron miles de copias en idiomas locales. Al mismo tiempo ella fundó La Red Internacional de Mujeres a través del cual ella editó y publicó más de 100 artículos trimestrales en la revista "Women's Internacional Network News". También ella publicó numerosos libros y artículos con temas relacionados con mujeres, el más conocido de todos es el "Informe Hosken acerca de la mutilación genital en mujeres". Ella creó y promovió programas participativos para combatir la mutilación genital femenina, "circuncisión femenina", y otras prácticas destructivas hacia la salud de las mujeres. Ella testificó acerca de problemas de las mujeres frente a Comités Congrecionales de los EEUU y habló en conferencias importantes.

Fran murió en febrero del 2006, a la edad de 86. El impacto de su vida es resumido por el tributo emocional que le hizo Kpakiwa Aiah, de Sierra León, que conoció y trabajó con Fran desde 1985:

"Su muerte nos ha dejado una pena muy grande y un hueco en el corazón y en la memoria de miles o quizás millones que se beneficiaron directamente o indirectamente del Libro de ilustraciones del parto. *Ella va a ser recordada por su excelente trabajo... Despedir a una mujer de valor que sacrificó su tiempo, energía y recursos para ayudar a las personas menos privilegiadas, es doloroso. Eso me recuerda que lo que uno decida hacer, debe hacerlo bien por que por eso será recordado después de su muerte. Qué buena mujer ha demostrado ser. Cuando yo regrese al sitio del proyecto, los miembros del proyecto y la comunidad entera van a estar de luto durante siete días en tributo a Fran Hosken. Al final de esos siete días vamos a tener un servicio en homenaje de ella en la iglesia de UMC en Kono. Fran ha sido el cerebro y el soporte moral detrás de nuestra organización. Que Dios le dé el descanso eterno".*

La salud reproductiva de las mujeres sigue siendo de importancia

En el 2016, Hesperian–Guías de salud tomó la batuta del hijo de Fran, John Hosken, y Anne Merewood, directora de The Breastfeeding Center, para hacernos responsables por publicar y distribuir *El libro de ilustraciones del parto.* Agradecemos la confianza que nos han otorgado, especialmente porque recordamos a Fran Hosken y fuimos inspirados por ella. Al igual que Fran, consideramos de vital importancia que la comunidad médica reconozca los retos hacia la salud reproductiva de las mujeres y los aborde con respeto, equidad y urgencia. Para lograr esto, es central empoderar a las mujeres y a los hombres con información certera para despejar los siglos de mitos y mala información sobre el embarazo, el parto y sobre cómo funcionan los cuerpos de las mujeres. Desafortunadamente, rechazar el derecho básico que tiene toda mujer de entender y controlar su cuerpo continúa caracterizando tanto los sistemas médicos como los políticos en los Estados Unidos y alrededor del mundo. El compromiso de Hesperian de producir y distribuir *El libro de ilustraciones del parto* en inglés, español, francés, árabe, swahili y somalí, además de otros idiomas, es parte de este esfuerzo para ayudar a todas y a todos, en todas las partes del mundo, a hacerse cargo de su salud.

Sarah Shannon, directora ejecutiva
Hesperian–Guías de salud

EL LIBRO DE ILUSTRACIONES DEL PARTO

Introducción

Este Libro de ilustraciones presenta los hechos biológicos de la reproducción que, sin distinción de país o sociedad, son compartidos por las mujeres a través de todo el mundo. Las mujeres en todas partes conocen los mismos gozos y penas del parto, y las mismas preocupaciones acerca de la salud. Sin importar dónde o cómo vivimos, somos concebidos y nacemos en la misma manera.

El propósito de este libro es el de poner a la disposición del mayor número de gente a través del mundo, sin importar su idioma o educación, la historia humana de cómo somos creados. Sin la reproducción ninguno de nosotros existiría, por lo tanto, ésta información es esencial para todos nosotros. La historia de este maravilloso proceso queda mostrada aquí en ilustraciones, acompañadas de explicaciones cortas y precisas: está presentada desde el punto de vista de la mujer. Pero a su vez está dirigida a los hombres, ya que es particularmente esencial que los hombres esposos/compañeros, padres, e hijos comiencen a ver el proceso de la concepción y el nacimiento desde el punto de vista femenino, para comprender como un niño es creado y por lo que atraviesa una mujer al dar vida a otro ser.

Los hombres han sido apartados del proceso del parto en la mayoría de las sociedades. Este libro y programa han sido diseñados en la creencia de que ya que la concepción de un niño es una experiencia compartida entre un hombre y una mujer, así también debería ser compartido su nacimiento. Por lo tanto, esta información deberá ser compartida, al igual que las responsabilidades y placeres de criar niños son compartidas en todas las familias exitosas.

Primero, es necesario para el hombre y la mujer el comprender el maravilloso proceso de la naturaleza que le da forma al cuerpo femenino para que podamos concebir y criar un niño. Si eliges tener un bebé, también asumes la responsabilidad de tomar buen cuidado de ti misma. El papel del futuro padre es el de apoyar a su compañera a través del proceso de crear otra vida, y asegurar que ella y el bebé que lleva en sus entrañas estén saludables y reciban el mejor cuidado. Para cumplir con su responsabilidad en la creación de una familia saludable y feliz cada hombre necesita saber acerca del parto y comprender esta experiencia desde un punto de vista femenino.

La falta de conocimientos acerca del proceso biológico natural de dar vida, o de cómo un bebé es formado, continúa siendo sin necesidad la causa de gran sufrimiento, dolor y tragedia. Millones de mujeres y niñas aún continúan viviendo en temor, ignorantes del funcionamiento de sus propios cuerpos y sus funciones reproductivas. En muchas partes del mundo todavía mueren más mujeres a causa del parto que de cualquier otra enfermedad; sin embargo, esto es fácilmente y totalmente prevenible. Los hechos biológicos de la reproducción continúan siendo los secretos más cuidados en muchas partes del mundo, a menudo tergiversados por mitos, tabúes y temores dañinos que amenazan y degradan las vidas y la dignidad de las mujeres.

Esperamos que este libro y programa sean útiles al poner esta información vital acerca de la salud reproductiva al alcance de mujeres y hombres, especialmente los jóvenes, alrededor del mundo. Este libro está diseñado para aquellos que, hasta la fecha, no han recibido esta información vital.

Fran Hosken

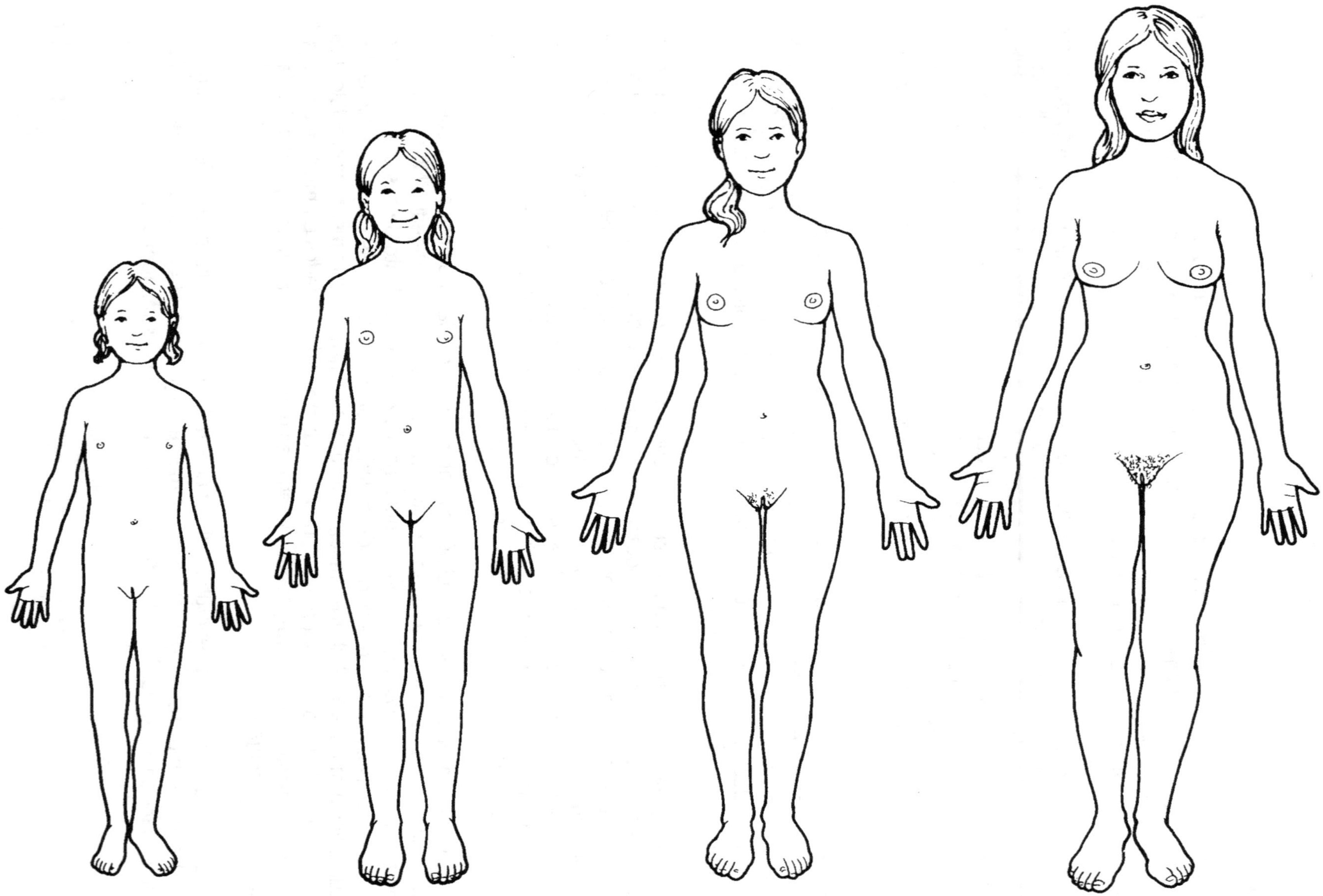

1. El cuerpo femenino: Su crecimiento de niña a mujer
Toma muchos años convertirse en una mujer saludable. Necesitamos esperar hasta que nuestros cuerpos sean lo suficientemente grandes y fuertes para comenzar la maternidad.

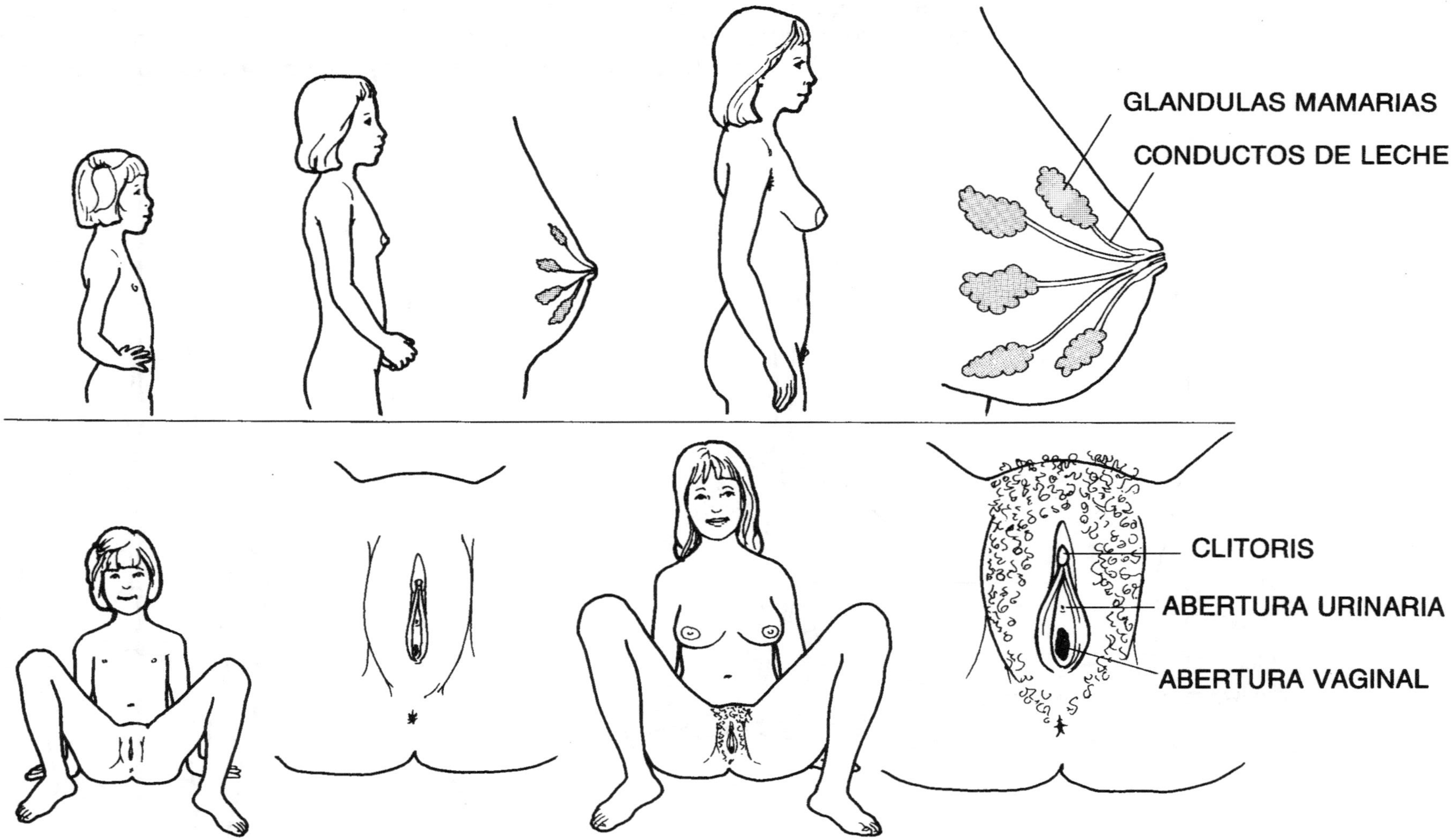

2. Los cambios del cuerpo femenino: los pechos y los órganos genitales
Los cambios en el cuerpo femenino toman lugar en el exterior y en el interior.

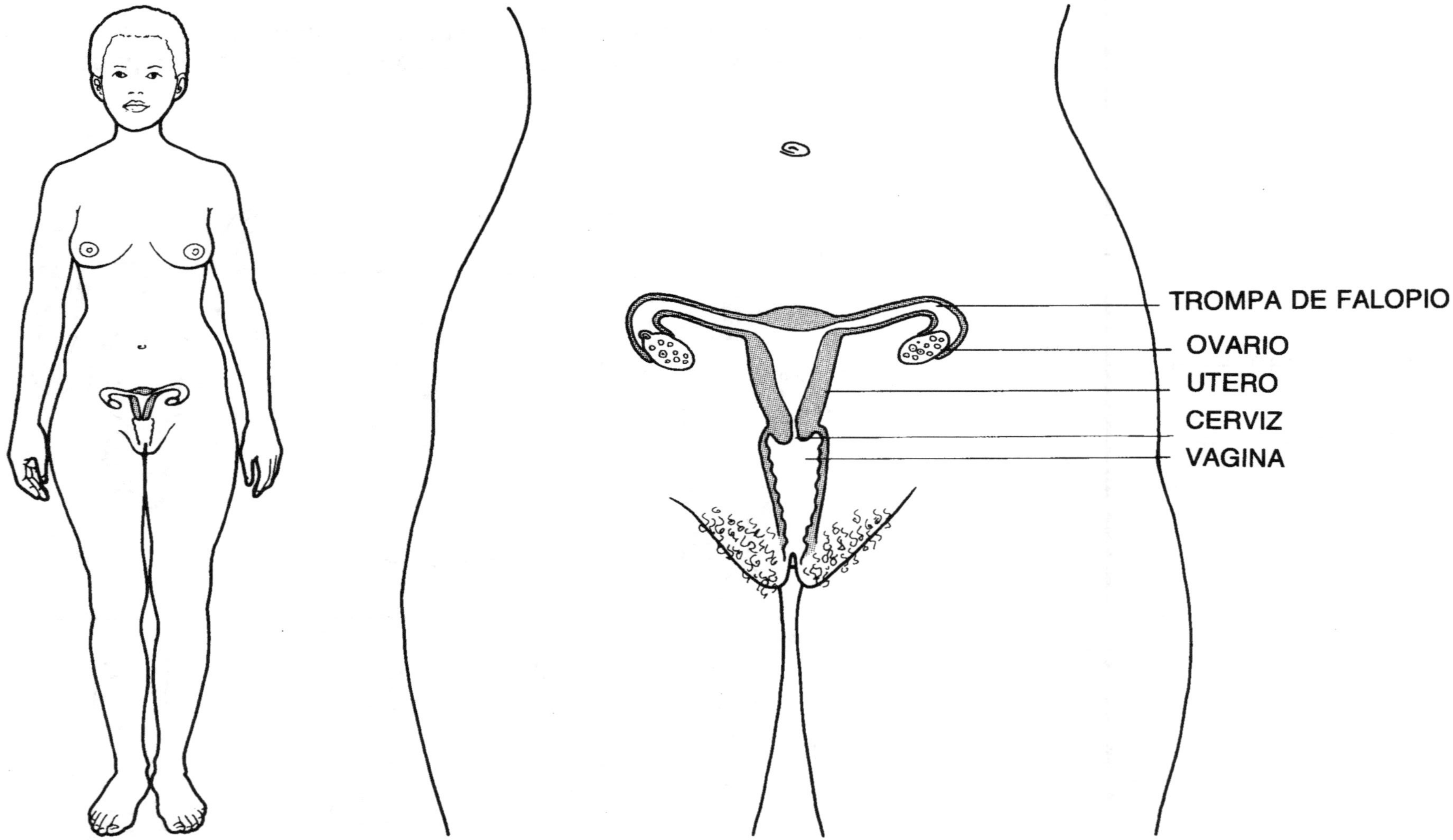

3. Los órganos reproductivos (órganos genitales) internos

Los órganos reproductivos interiores son la vagina, el útero (la matriz) y los dos ovarios (donde se almacenan los óvulos), los cuales quedan conectados por las trompas de Falopio.

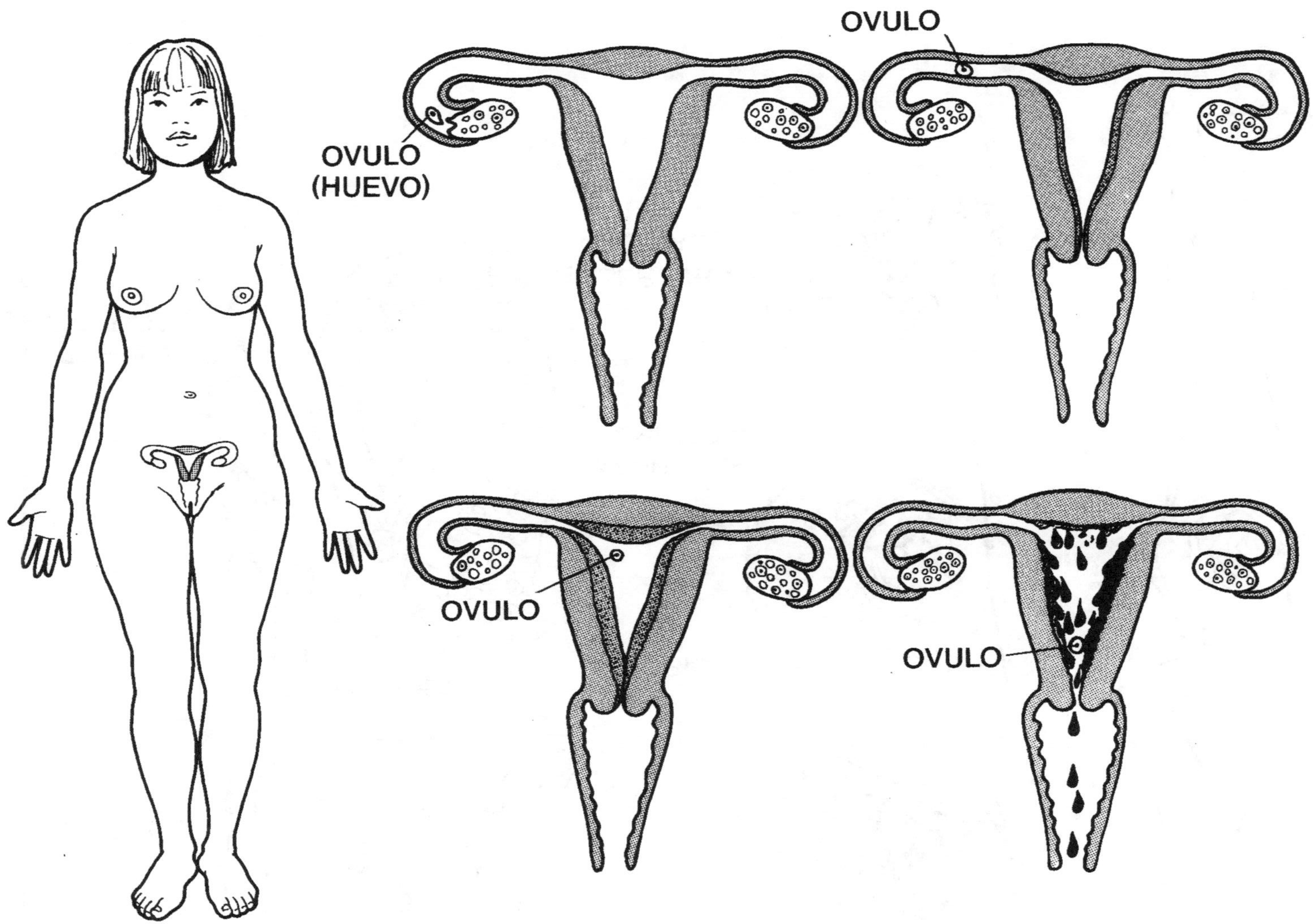

4. La menstruación

La menstruación es la secreción mensual de la mucosa del útero (de la matriz) teñida de sangre que ocurre casi cada cuatro semanas, cuando el óvulo que no ha sido fertilizado.

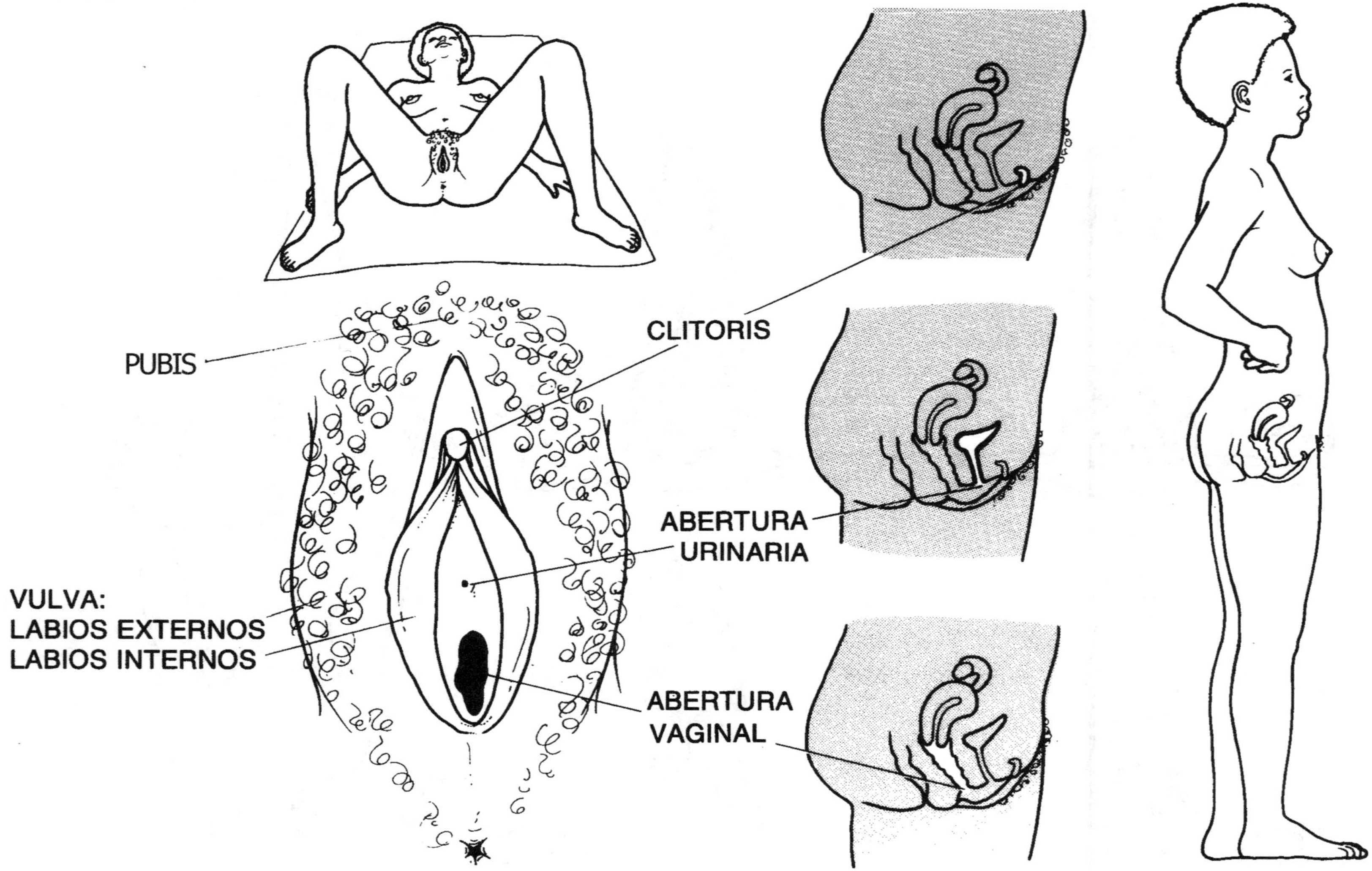

5. Los órganos reproductivos externos

Todos los órganos reproductivos o genitales externos cumplen funciones muy importantes en el cuerpo de una mujer saludable. Estos son: los labios externos (labios mayores), los labios internos (labios menores) y el clítoris.

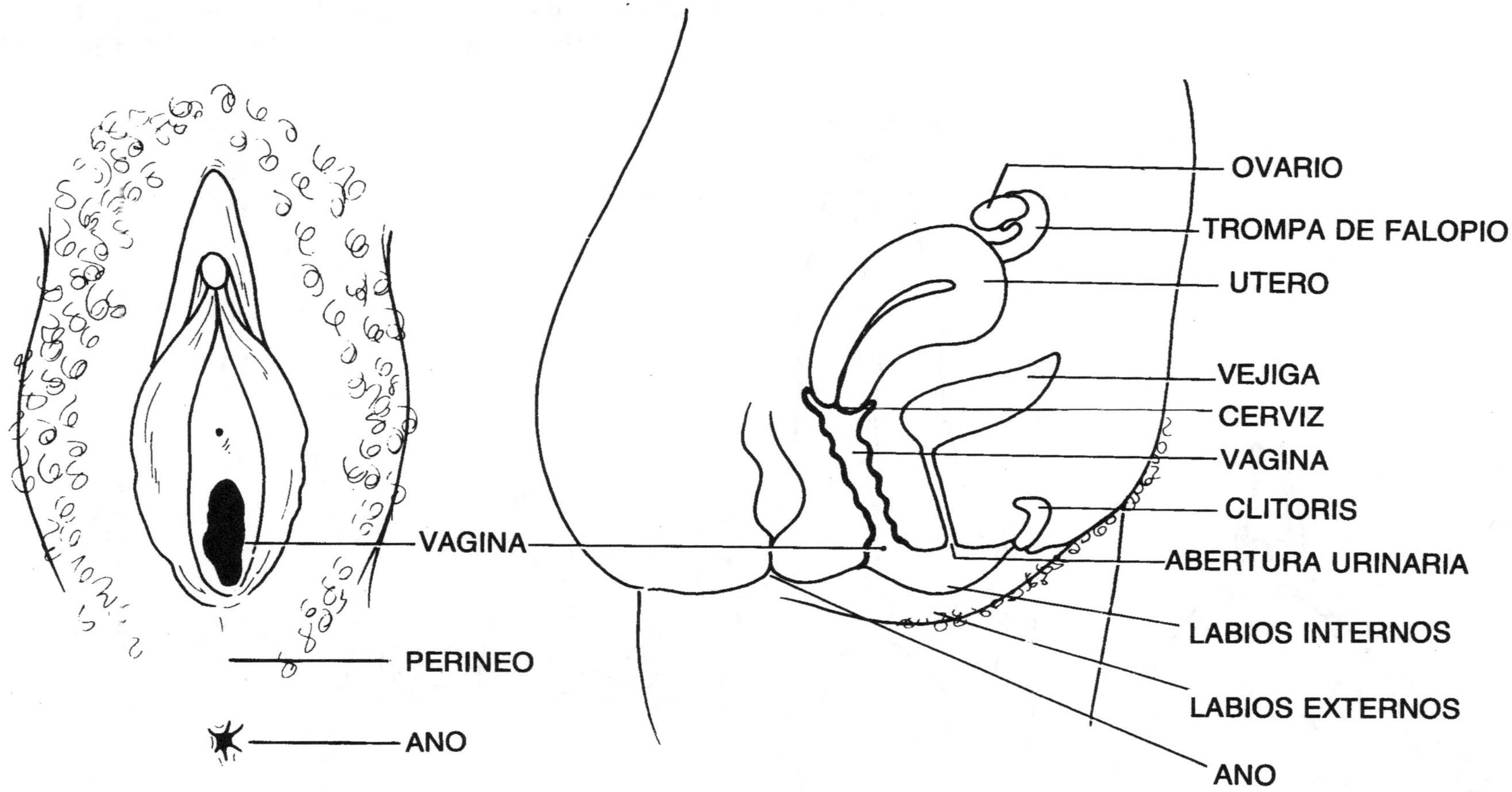

6. Los órganos reproductivos externos
Los labios internos y externos protegen la abertura vaginal y el clítoris.

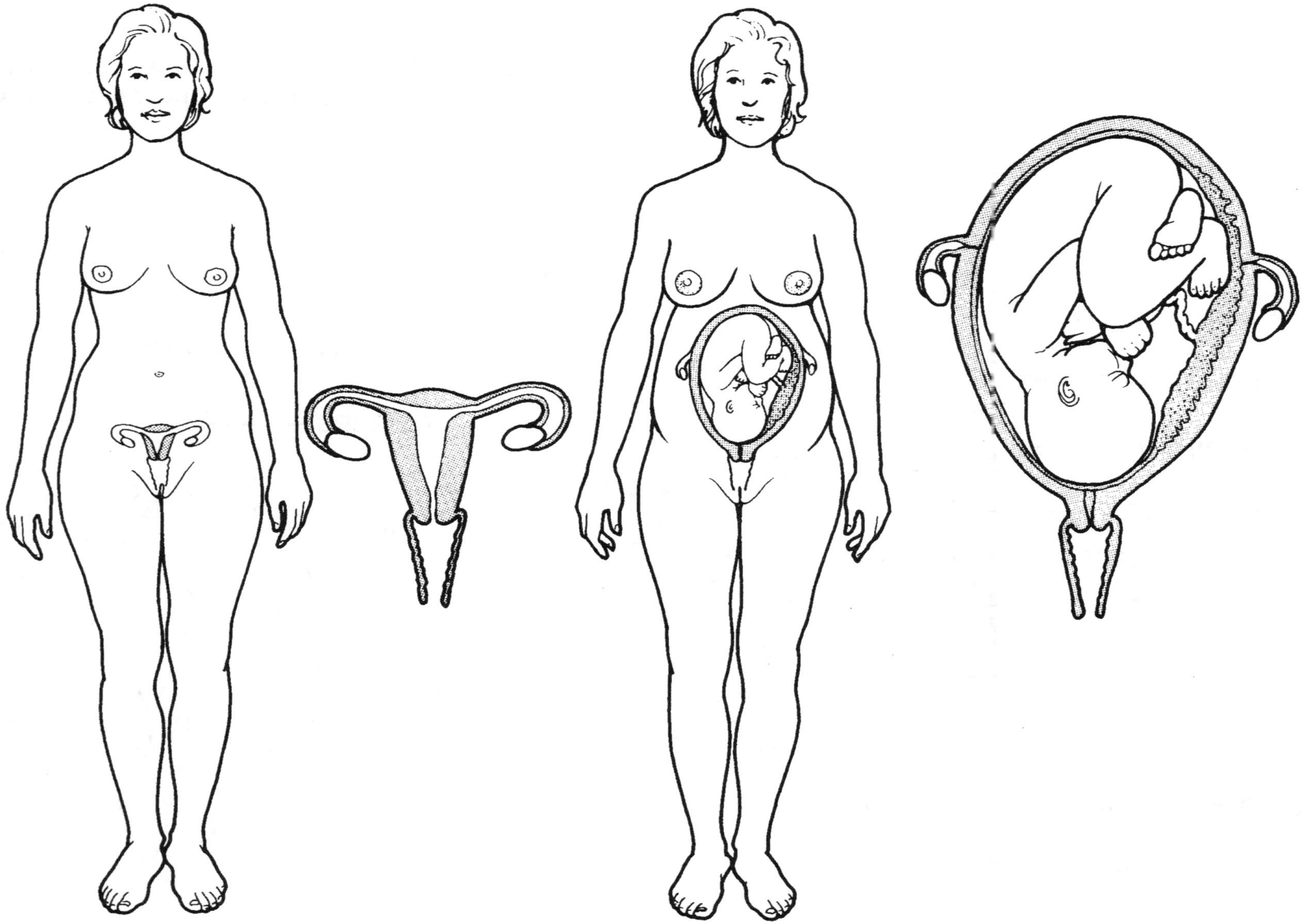

7. Los cambios del cuerpo durante el embarazo

Aquí podemos observar los cambios que ocurren en nuestros cuerpos debido al embarazo, en el interior y el exterior. El útero que esta vacío es muy diferente del que tiene un bebe adentro.

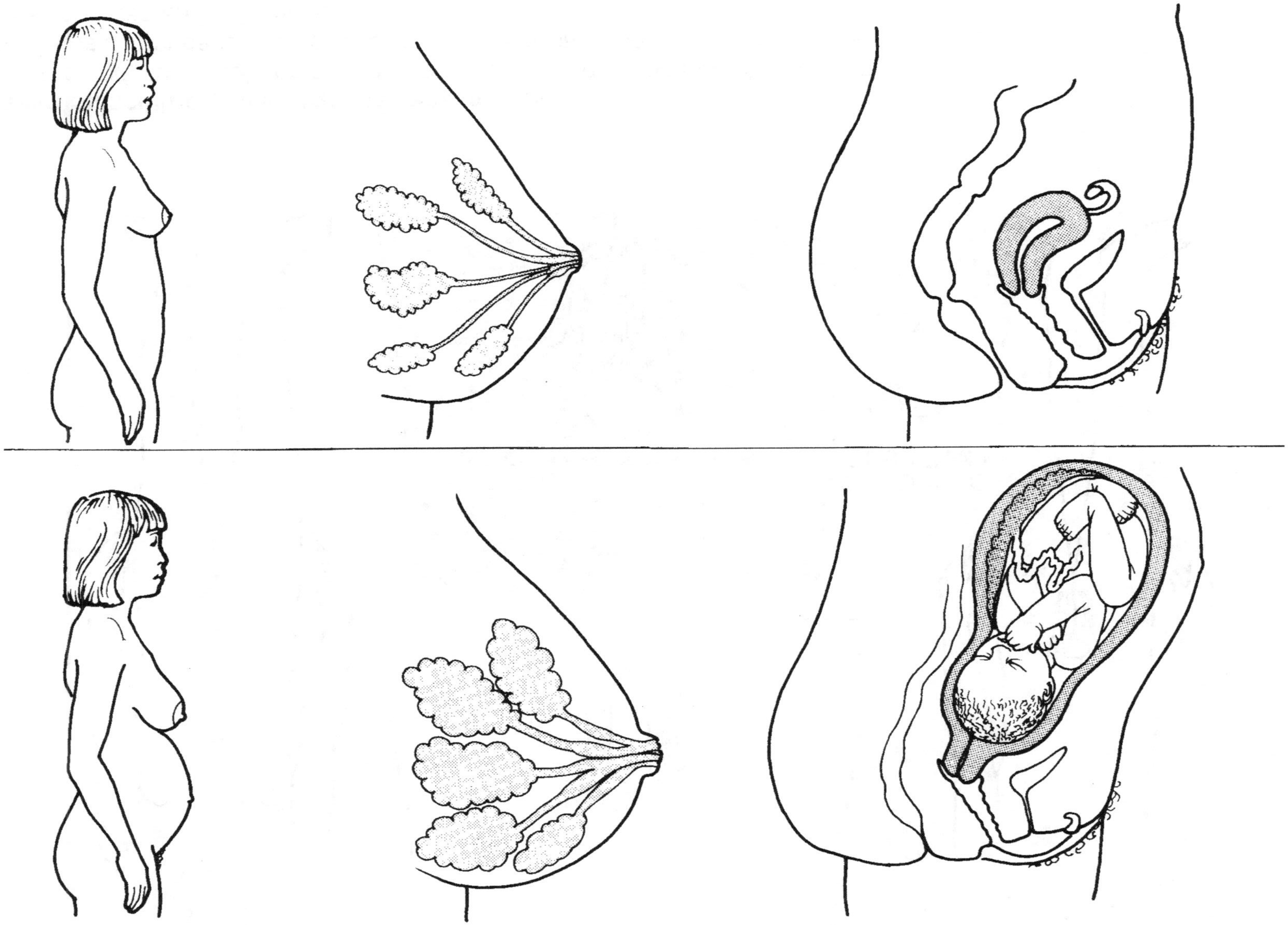

8. Los cambios del cuerpo durante el embarazo

Los cambios en nuestros cuerpos ocurren tanto en el interior como en el exterior, por lo tanto, necesitamos un cuidado especial durante el embarazo.

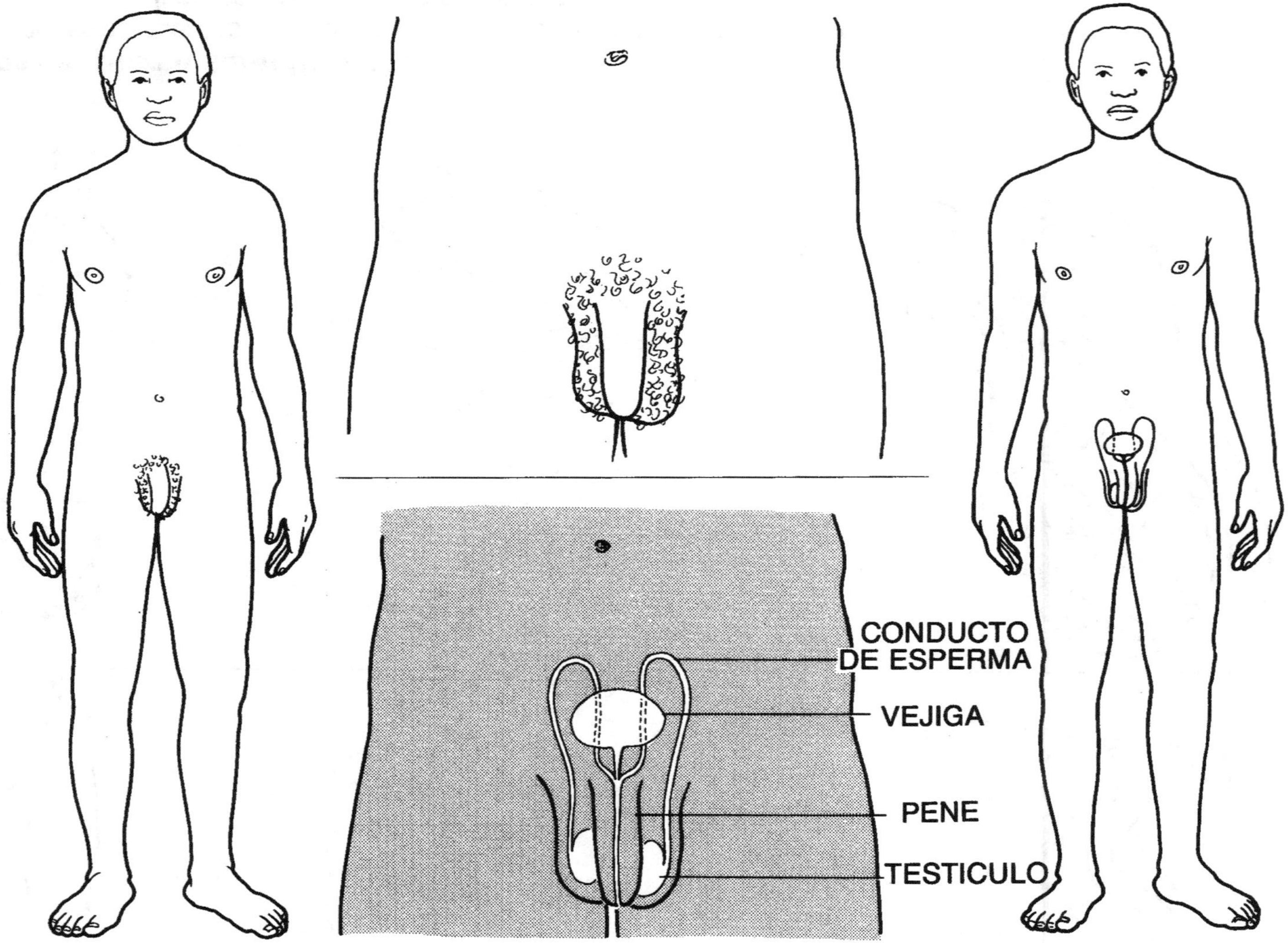

9. El cuerpo masculino y sus órganos reproductivos
Los órganos reproductivos del hombre se encuentran más que nada en el exterior de su cuerpo. Estos son el pene y los testículos. Los espermatozoides (las semillas del hombre) se producen en los testículos.

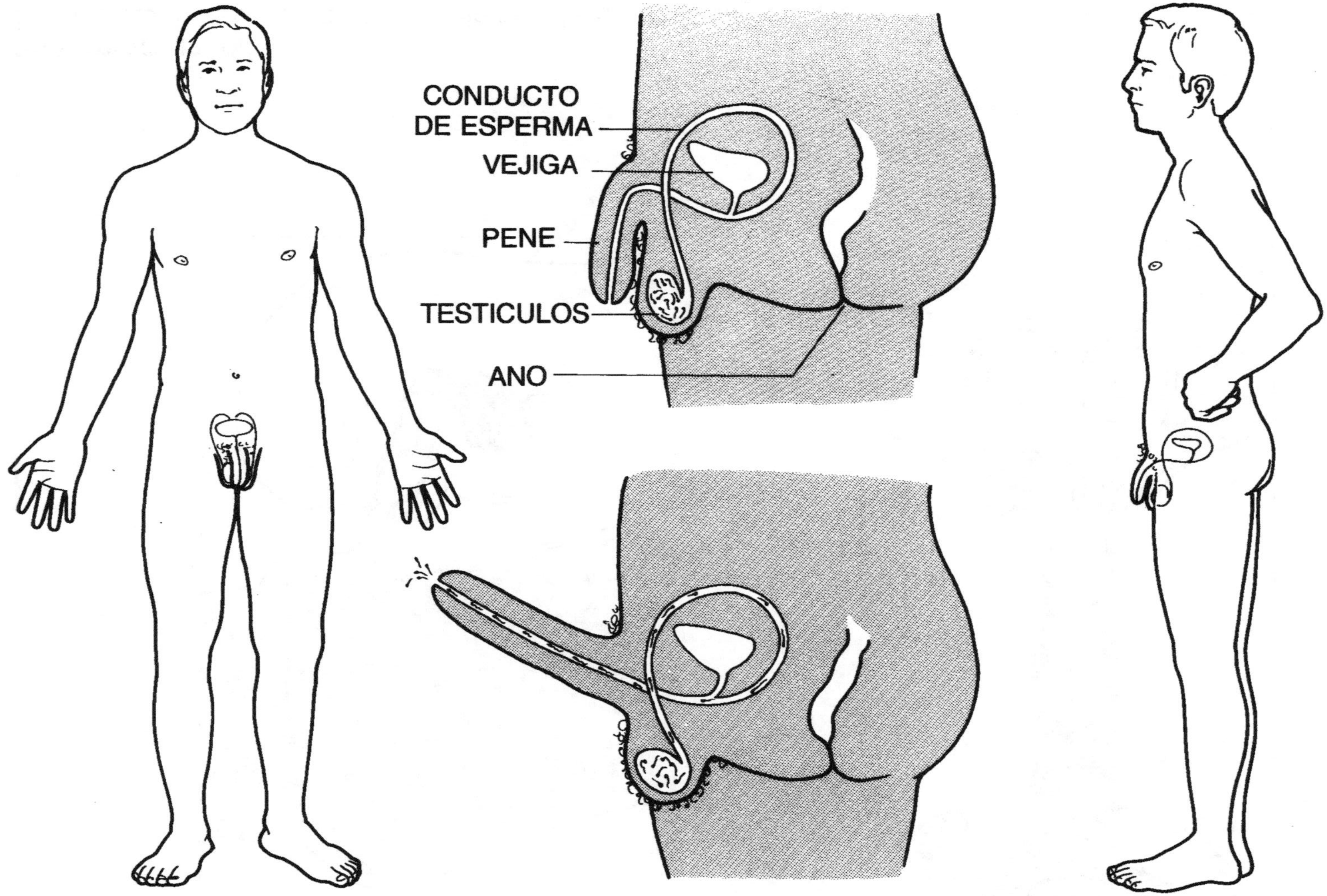

10. El cuerpo masculino y sus órganos reproductivos
Durante la excitación sexual ocurre la erección y el endurecimiento del pene: entonces los espermatozoides salen a chorro en un líquido llamado semen.

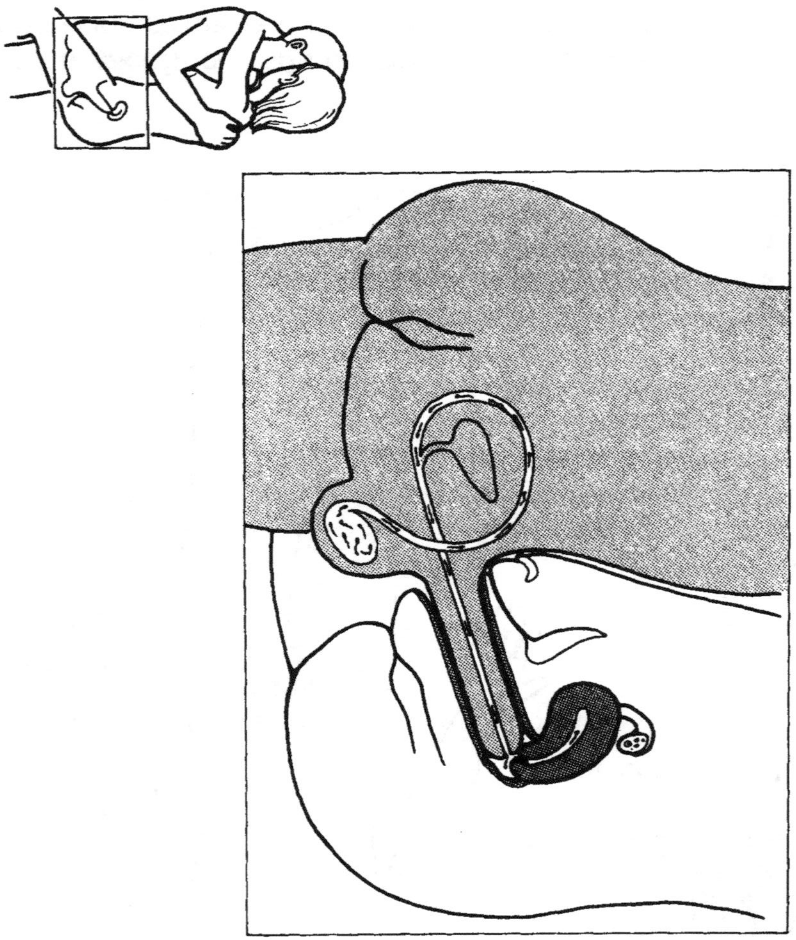

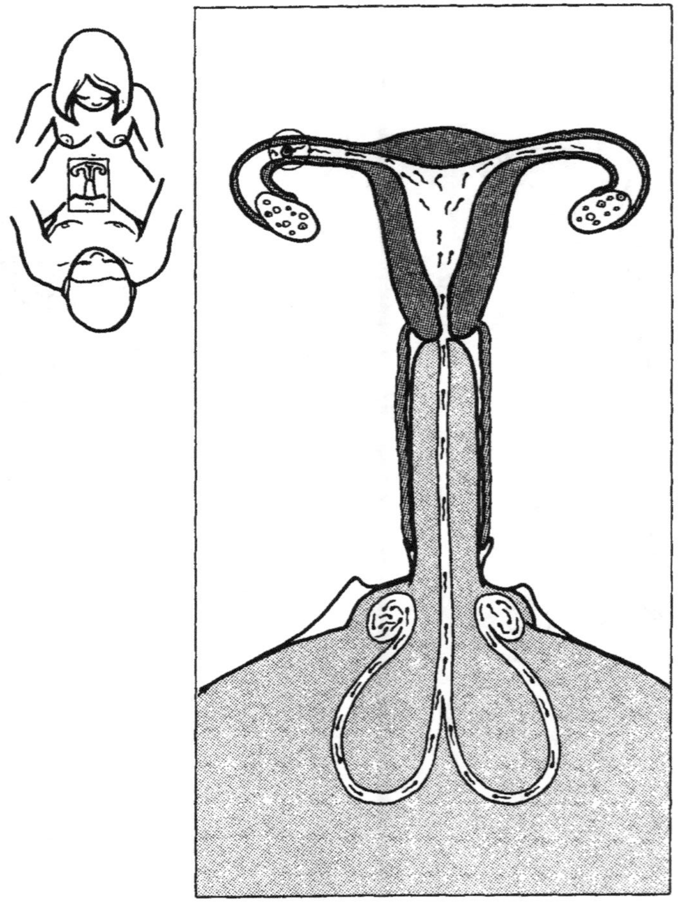

11. **Fertilización/Impregnación**

El pene deposita millones de espermatozoides diminutos dentro de la vagina durante el coito. Los espermatozoides penetran el útero y las trompas de falopio. Si encuentran un huevo maduro, este podría ser fertilizado.

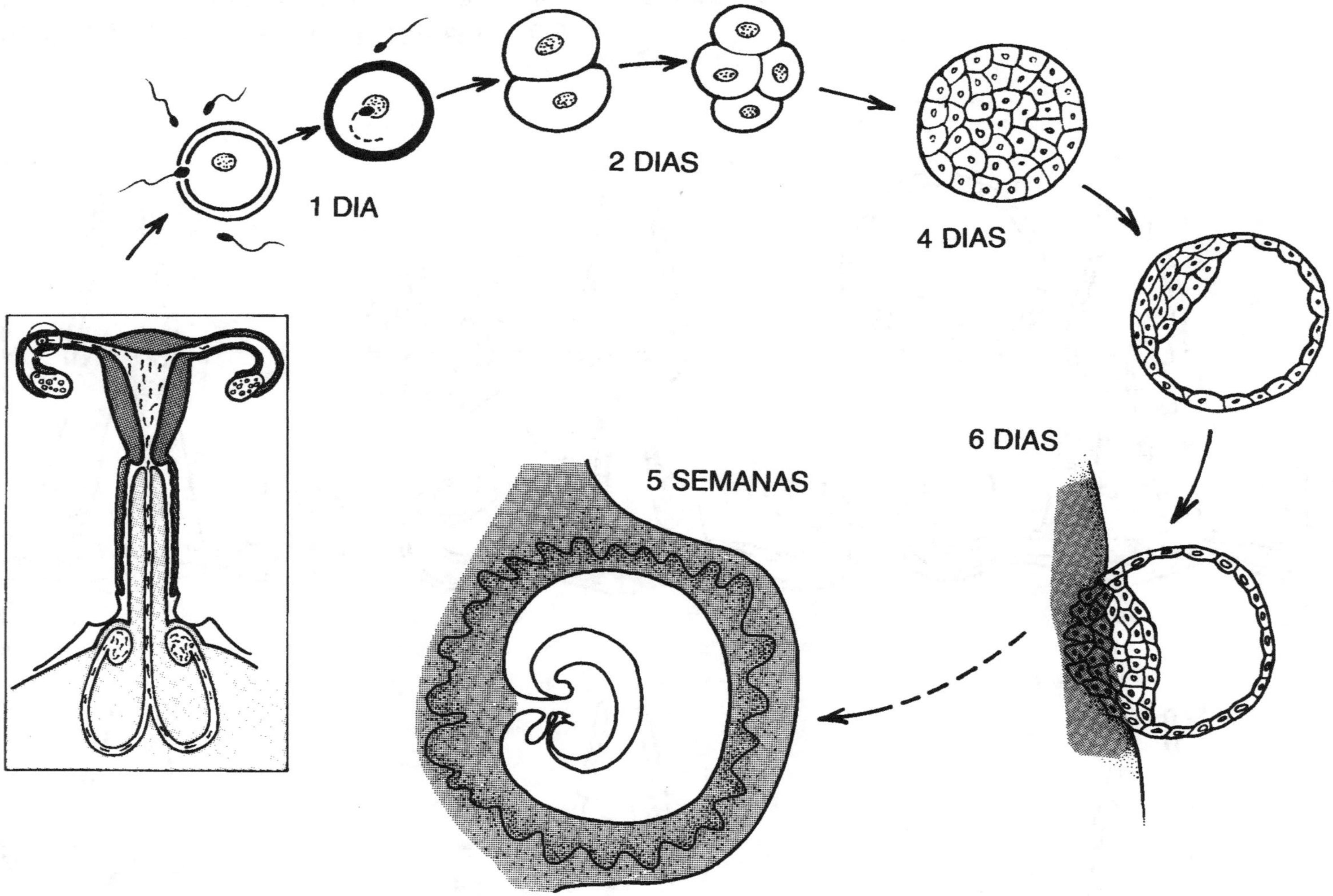

12. Fertilización/ Implantación

El óvulo maduro de una mujer es fertilizado cuando lo penetra el espermatozoide de un hombre. Nuestro periodo más fértil dura varios días, a la mitad entre dos menstruaciones. El espermatozoide del hombre determina el sexo del bebé por nacer.

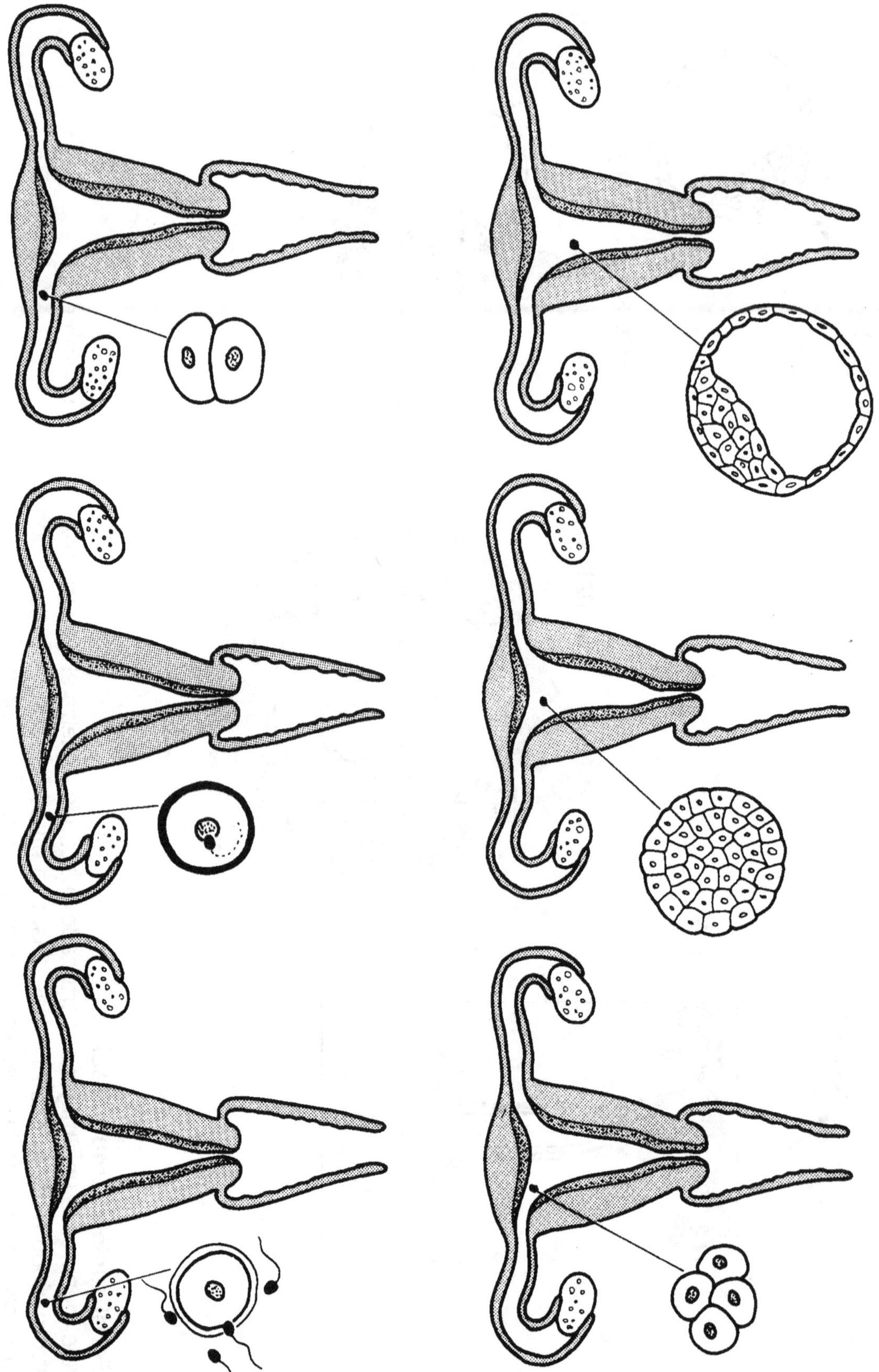

13. La fertilización y el comienzo de la división celular
Solo un espermatozoide atraviesa la pared externa de un óvulo maduro, luego de lo cual el óvulo comienza a dividirse y a crecer. El óvulo fertilizado desciende por la trompa de Falopio al útero.

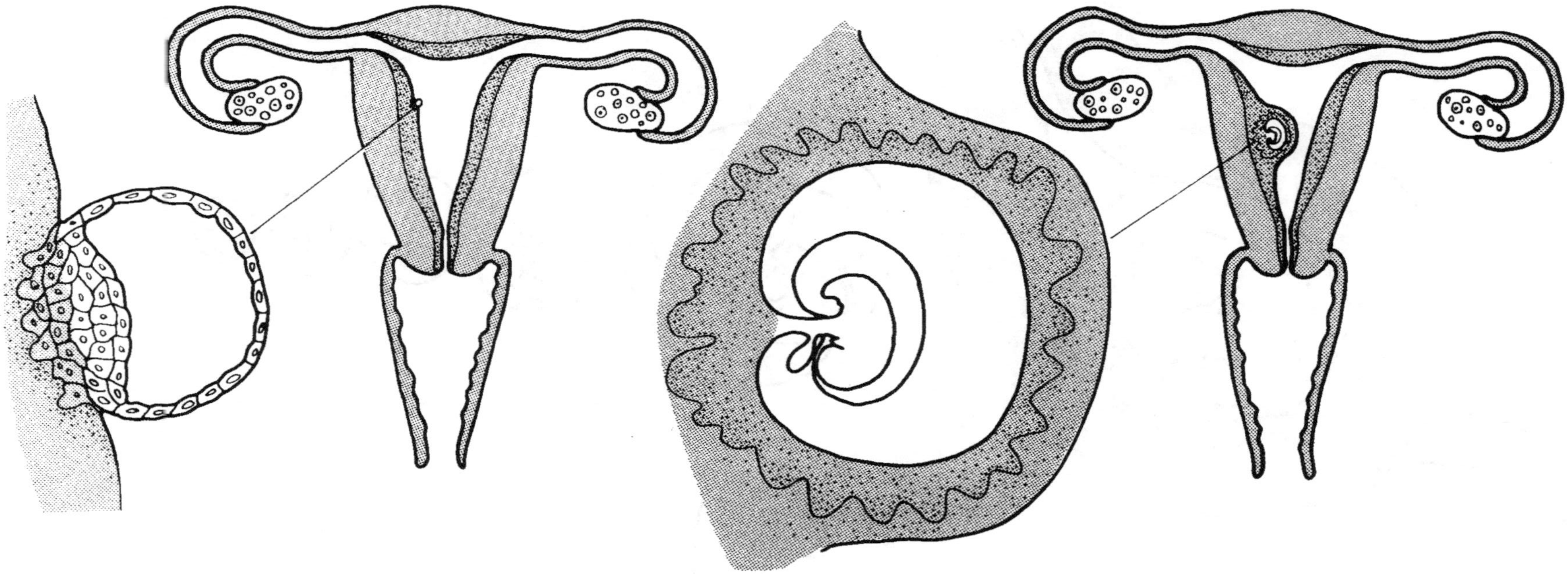

14. La implantación y el comienzo del crecimiento
El óvulo fertilizado pasa de la trompa de Falopio al útero. Allí, adherido a la mucosa uterina, crece rápidamente. Es demasiado pequeño para ser visto.

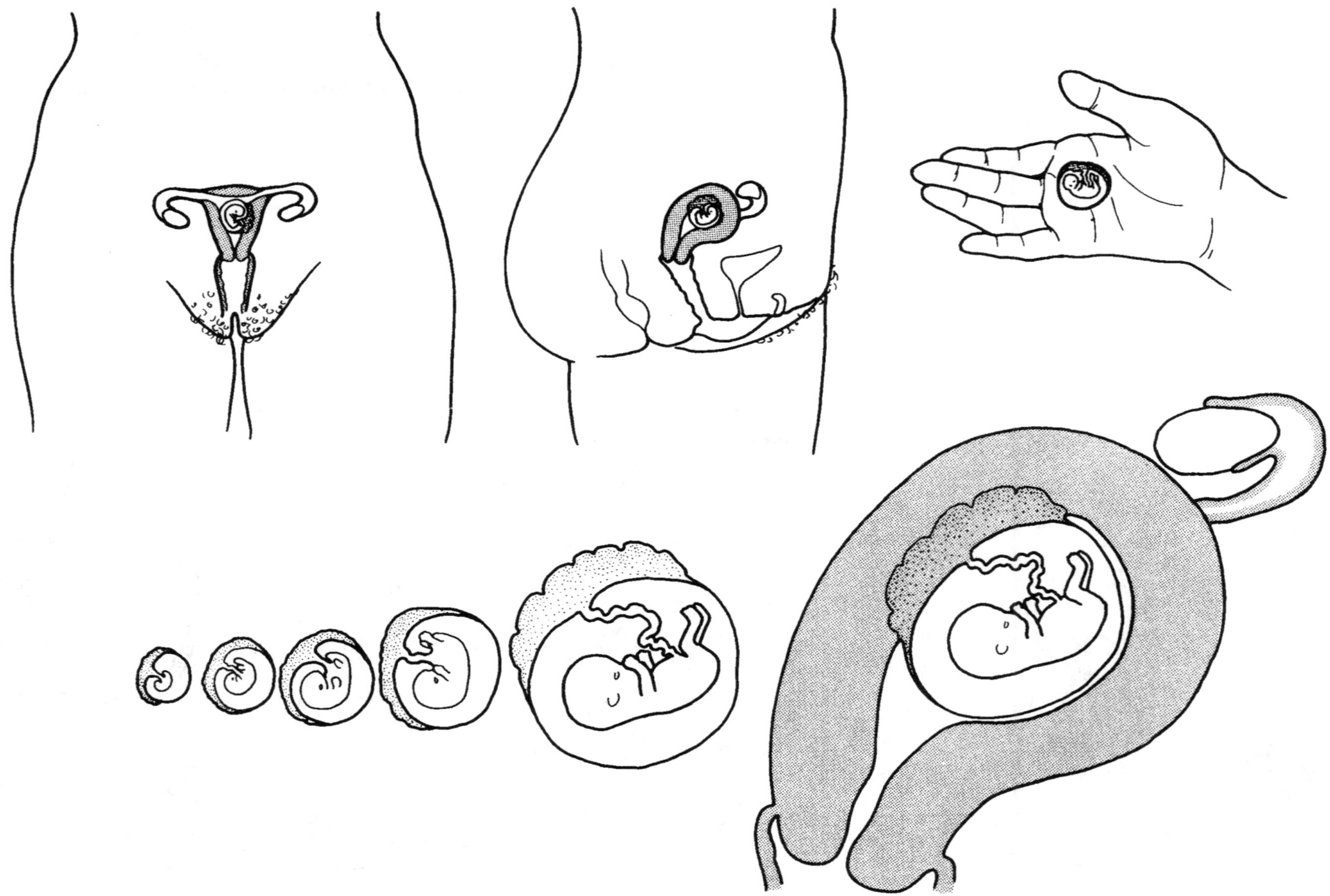

15. El desarrollo del embrión: los primeros tres meses
El óvulo fertilizado se tarda tres meses en formar un embrión dentro de un saco lleno de fluido. Este saco se encuentra en el interior del útero.

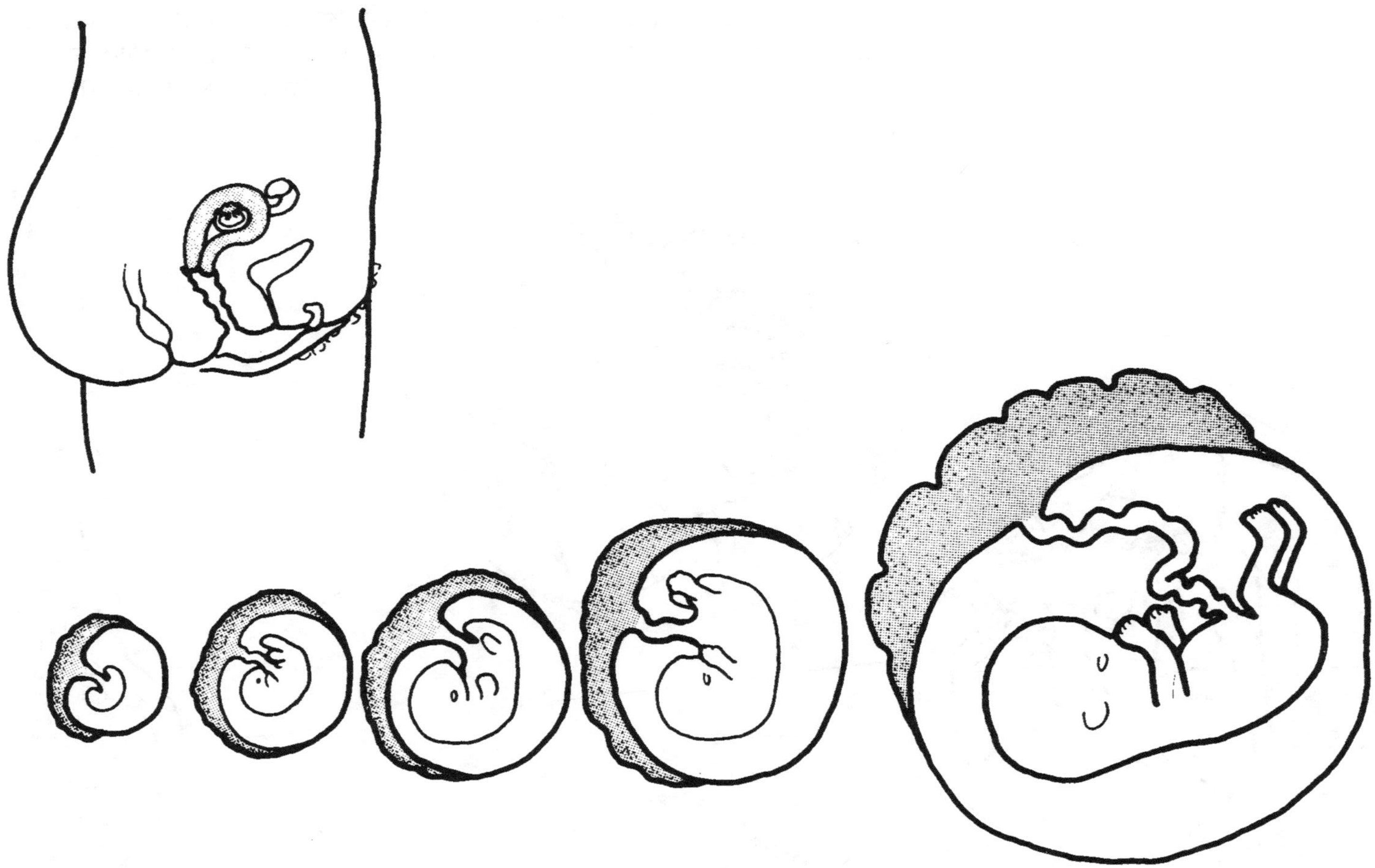

16. El desarrollo del embrión: los primeros tres meses
Primero el embrión desarrolla la cabeza y la columna vertebral. Está conectado por el cordón umbilical a la placenta donde obtiene su alimento, oxígeno y para remover las toxinas.
Nuestro cuerpo crea la placenta.

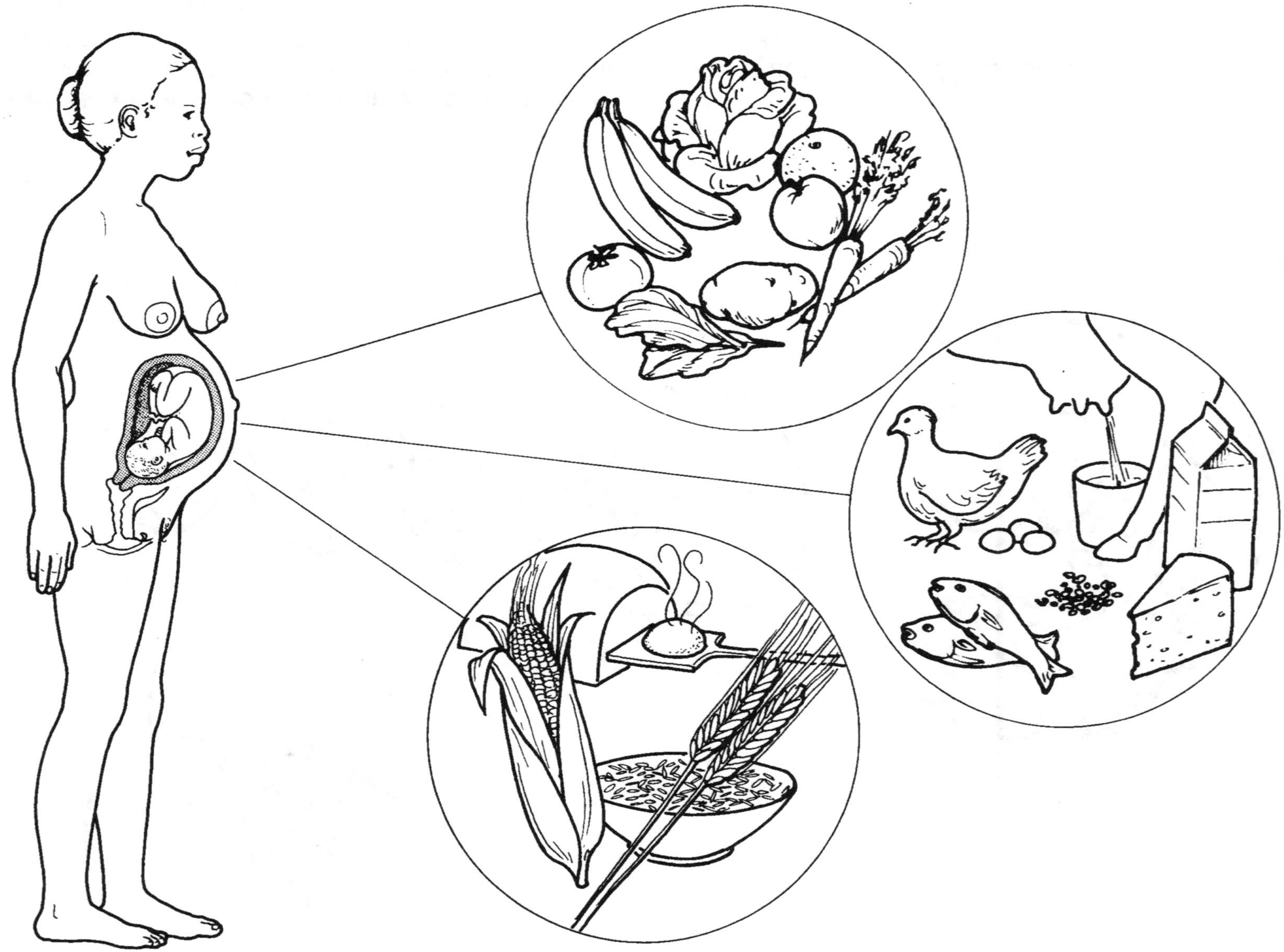

17. Los alimentos que necesitamos

Para producir un bebé saludable es necesario que comamos en suficiente cantidad, una gran variedad de alimentos: como carnes, pescados, huevos, toda clase de verduras, frutas, panes y cereales y que tomemos muchos líquidos.

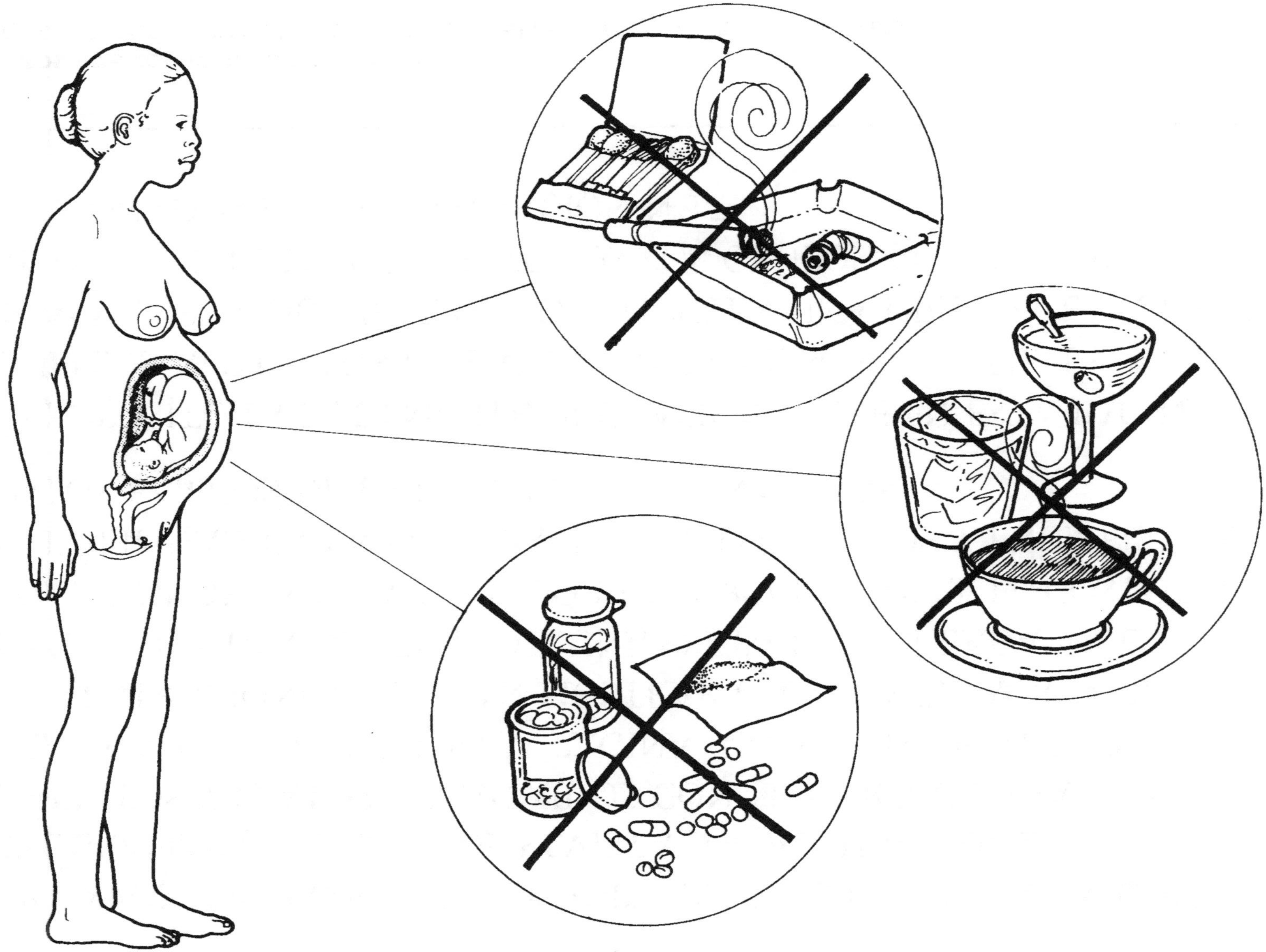

18. Lo que debemos evitar

El crecimiento y la salud del bebé dependen de lo que comamos y bebamos durante el embarazo. Las bebídas alcohólicas, los cigarrillos y las drogas son peligrosos para la salud de la madre y también para el bebé durante el embarazo.

Al INSTRUCTOR/LIDER DE GRUPO:

POR FAVOR, PREPARE ALGUNOS DIBUJOS Y/O COLECCIONE ALGUNAS FOTOGRAFIAS (RECORTES DE REVISTA) DE ALGUNOS DE LOS ALIMENTOS Y PLATOS CONSUMIDOS CON MAS FRECUENCIA EN SU LOCALIDAD Y PEGELOS A ESTA PAGINA (CUBRIENDO ESTE MENSAJE). LAS ILUSTRACIONES DEBERAN MOSTRAR UNA COMBINACION DE ALIMENTOS QUE CONSTITUYAN UNA DIETA BALANCEADA EN EL LUGAR DONDE ENSEÑA/VIVE. POR FAVOR, CONSIDERE EL COSTO Y LA ACCESIBILIDAD EN LA PREPAPACION DE LOS PLATOS Y ENUMERE LOS COSTOS BASICOS DE LAS COMIDAS BALANCEADAS.

EL PROPOSITO ES EL DEMOSTRAR GRAFICAMENTE EN ESTA PAGINA AQUELLOS ALIMENTOS DE BAJO COSTO QUE SON ACCESIBLES LOCALMENTE Y QUE JUNTOS CONSTITUYEN UNA DIETA BALANCEADA: TAL DIETA DEBERA INCLUIR TODOS LOS GRUPOS ALIMENTICIOS MENCIONADOS EN LA ILUSTRACION N°17.

19. Alimentos que conocemos e ingerimos
Estos alimentos conocidos, ingeridos regularmente cada semana, constituyen una dieta balanceada.

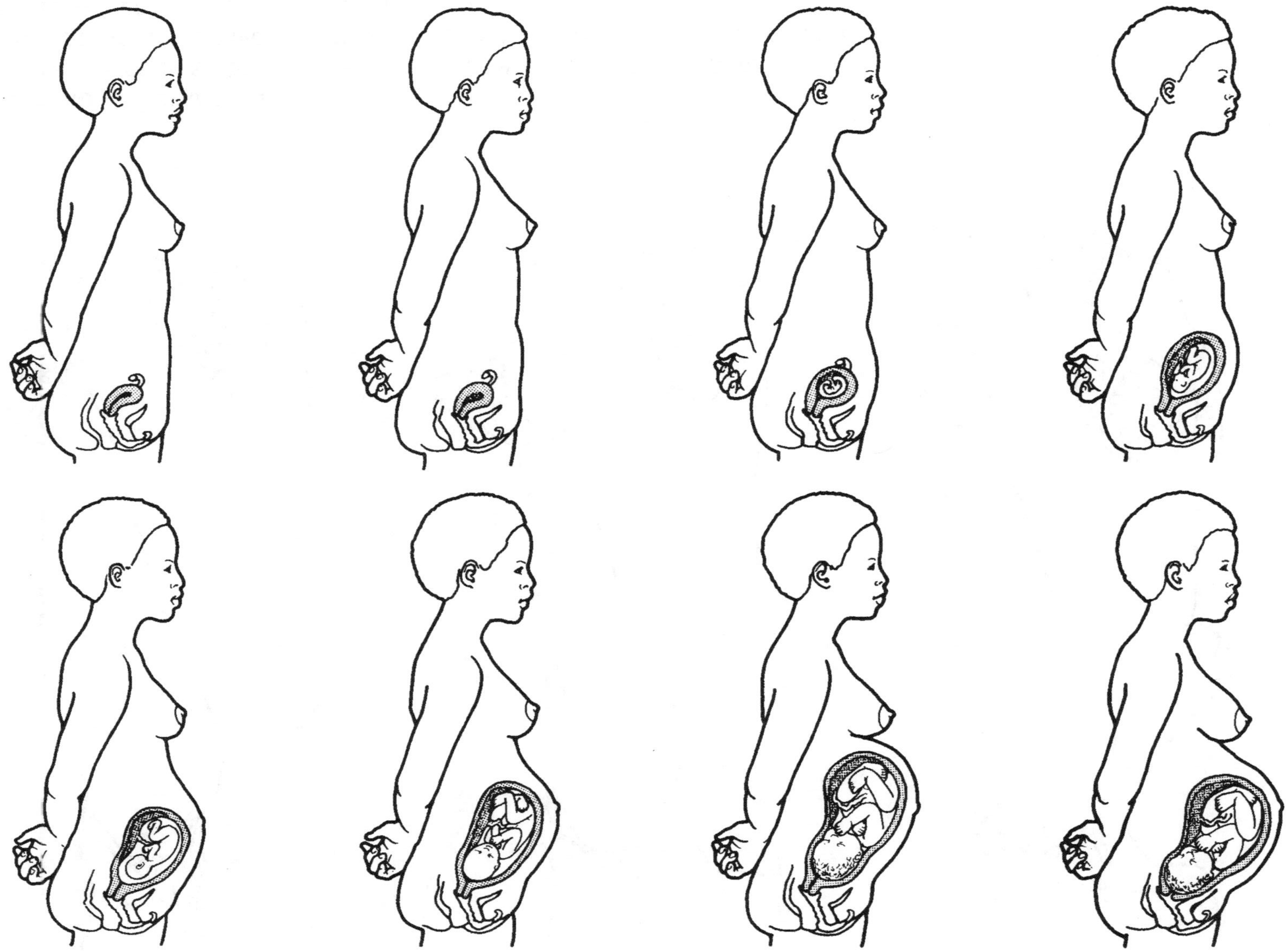

20. El desarrollo del embarazo

El pequeño óvulo fertilizado crece dentro del útero. Durante los primeros seis meses de embarazo nuestra apariencia cambia muy poco (fila de arriba). Durante los últimos tres meses (fila de abajo) ocurren muchos cambios notables.

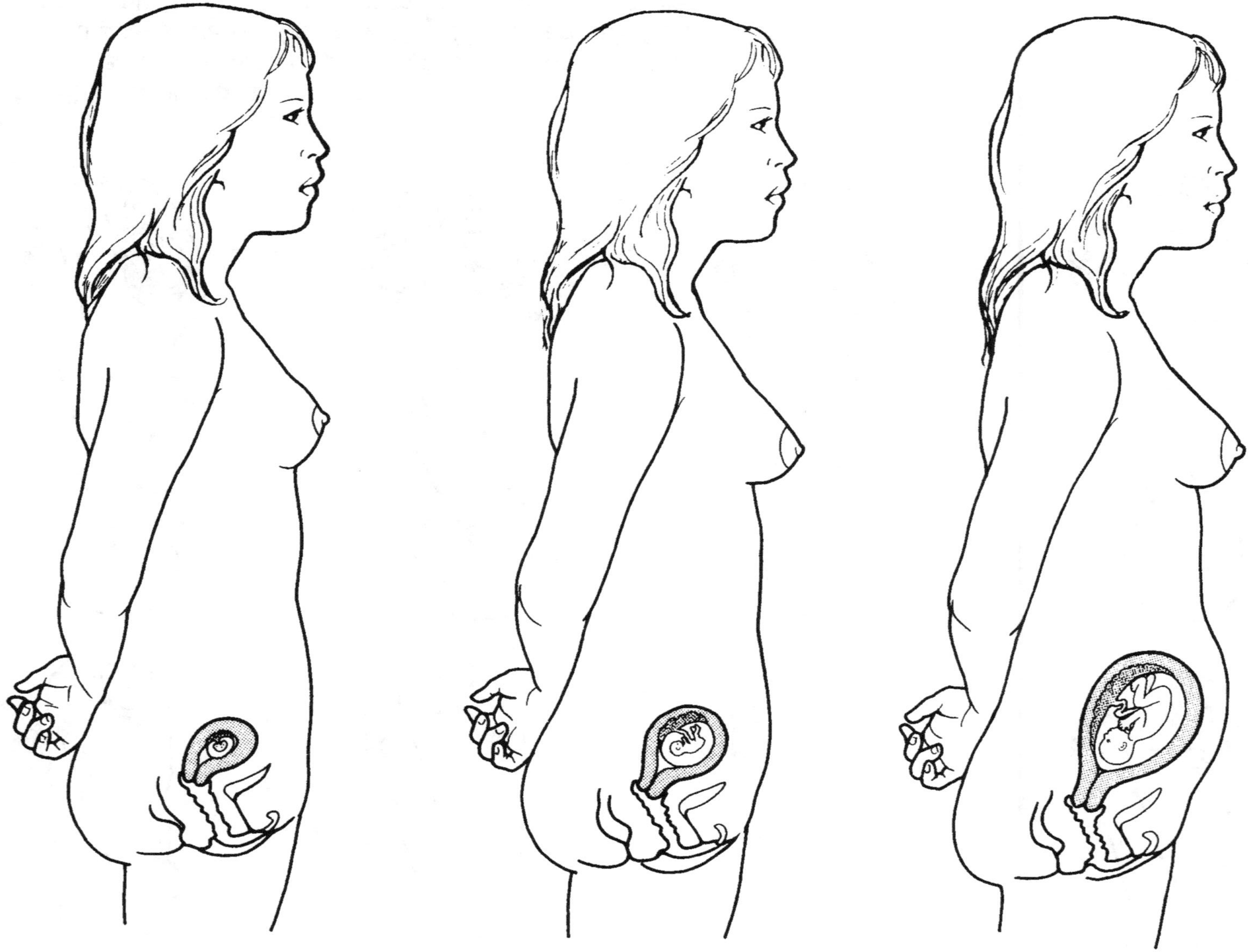

21. El desarrollo del embarazo
Después de tres meses al embrión se le llama feto. A la mitad del embarazo comenzamos a sentir lo movimientos del feto. Nuestros senos también se agrandan para producir leche. Los senos no necesitan un cuidado especial.

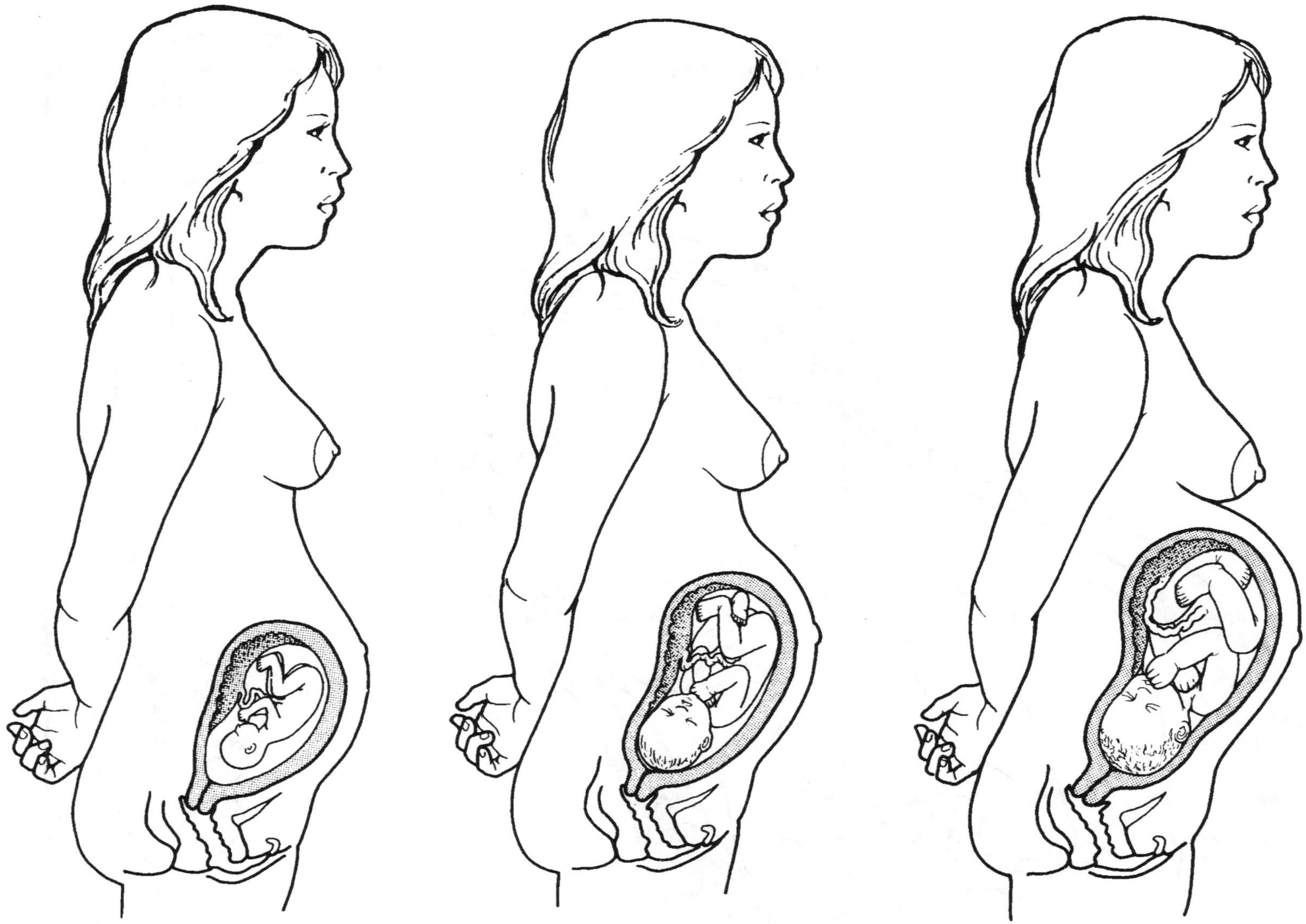

22. El desarrollo del embarazo
Durante los últimos tres meses, el feto crece rápidamente y asi también nuestro cuerpo.

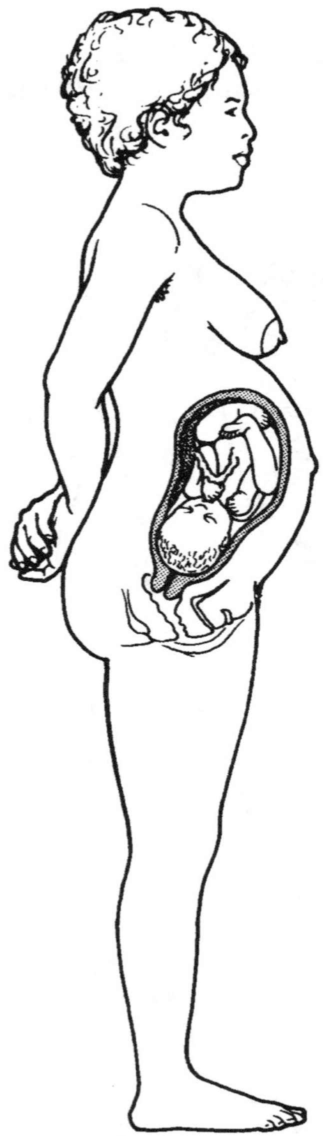

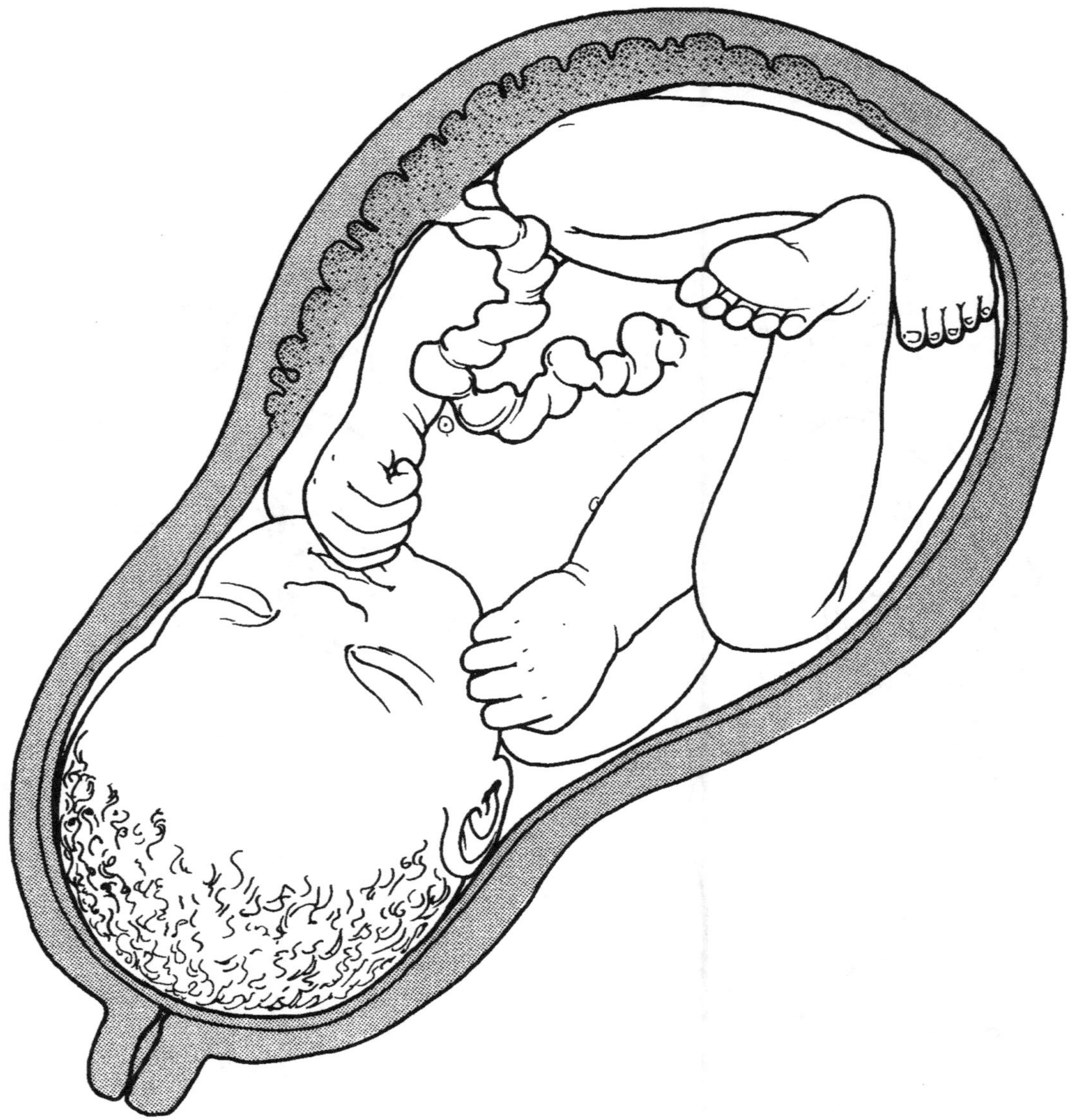

23. Justo antes del parto
A los nueve meses el feto se ha convertido en un bebé desarrollado totalmente. Está listo para vivir fuera de nuestro cuerpo.

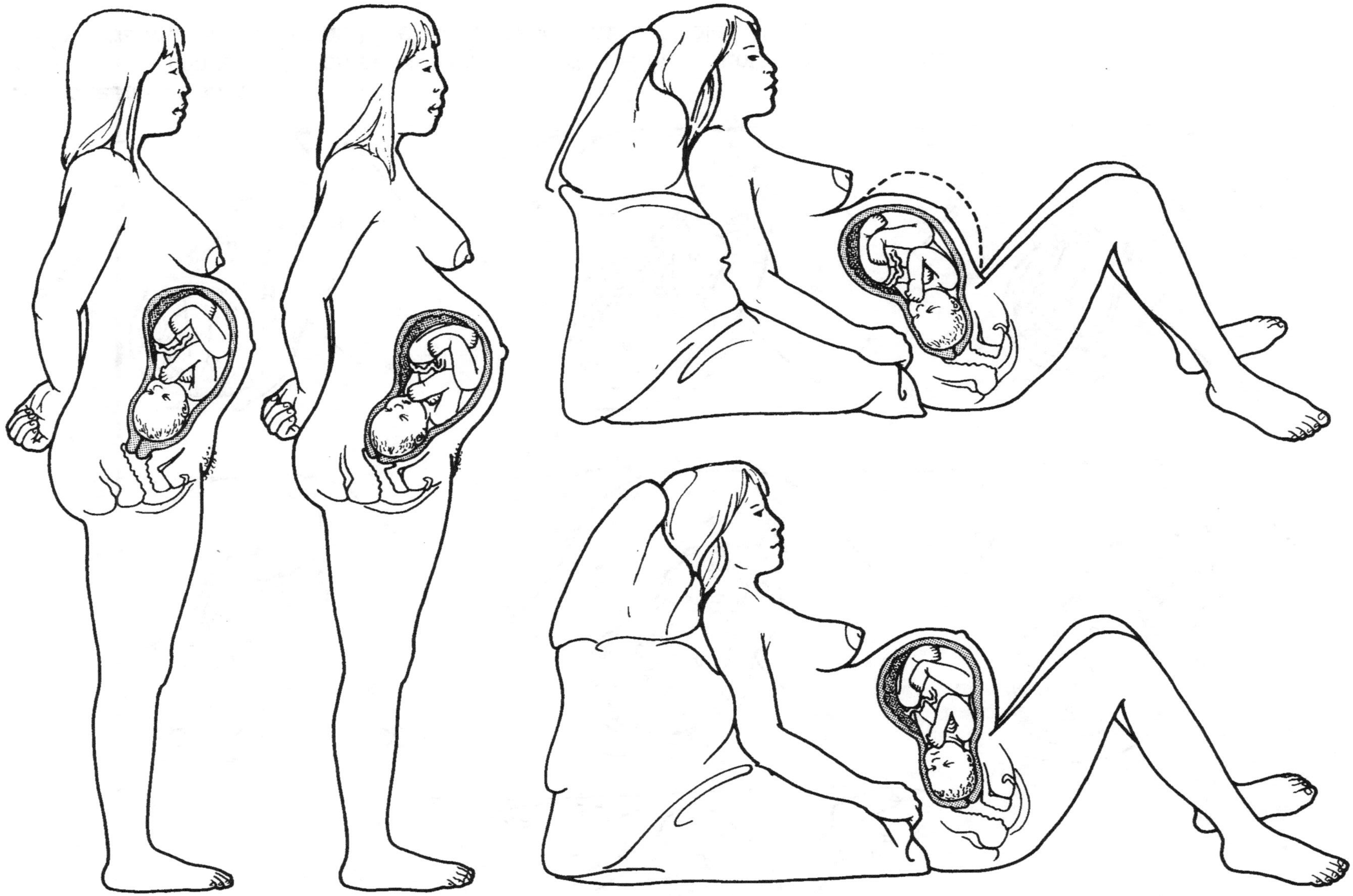

24. El comienzo del parto

El feto se coloca en posición justo antes de comenzar el parto. Los dolores de parto o contracciones abren el útero y empujan al bebé a través de la vagina. El saco en el cual se ha desarrollado el feto se rompe derramándose el fluido.

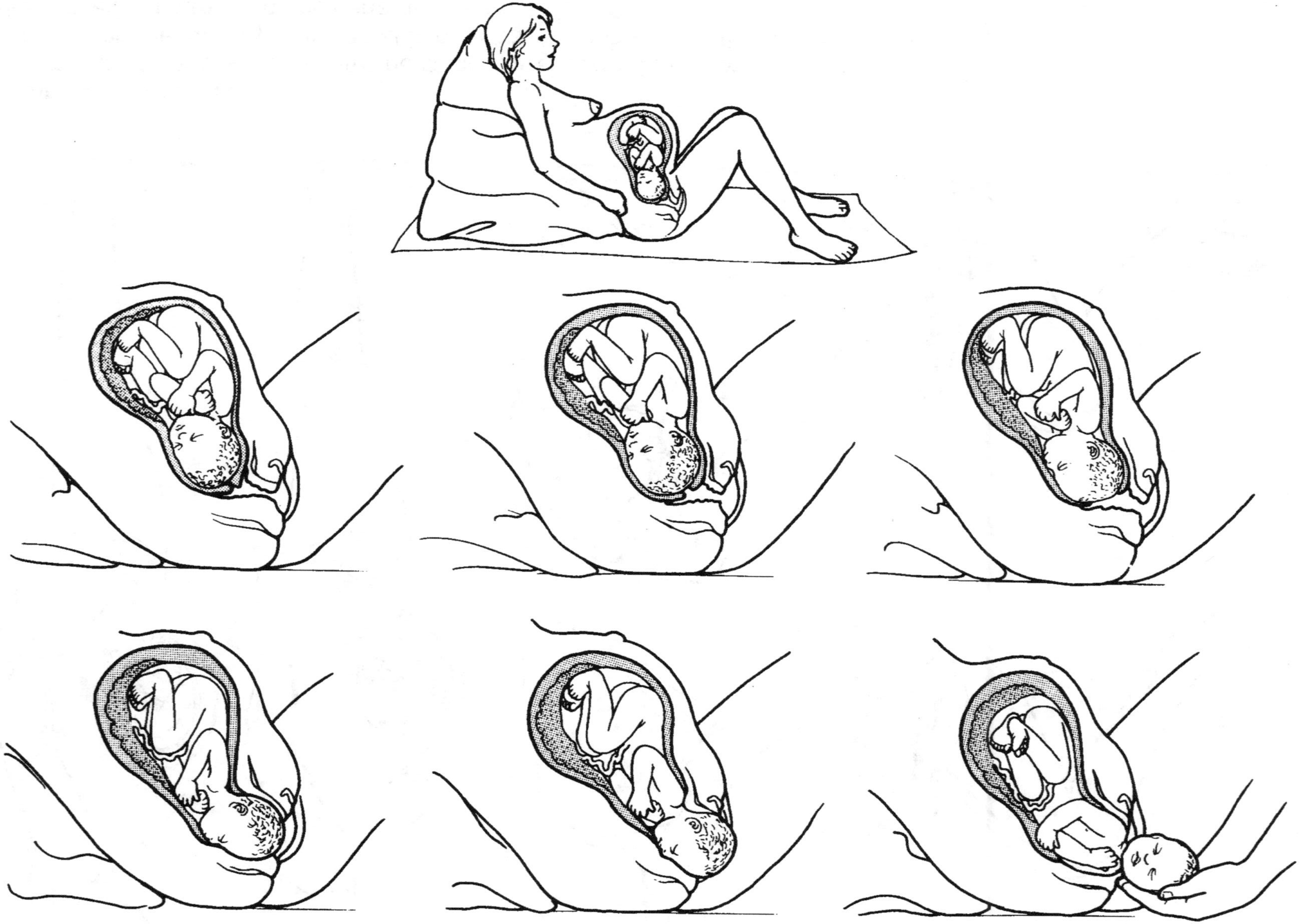

25. El proceso del parto
El parto comienza con la dilatación de la cerviz, el cuello del útero. Entonces el bebé es empujado hacia afuera a través de las elásticas hendiduras vaginales.

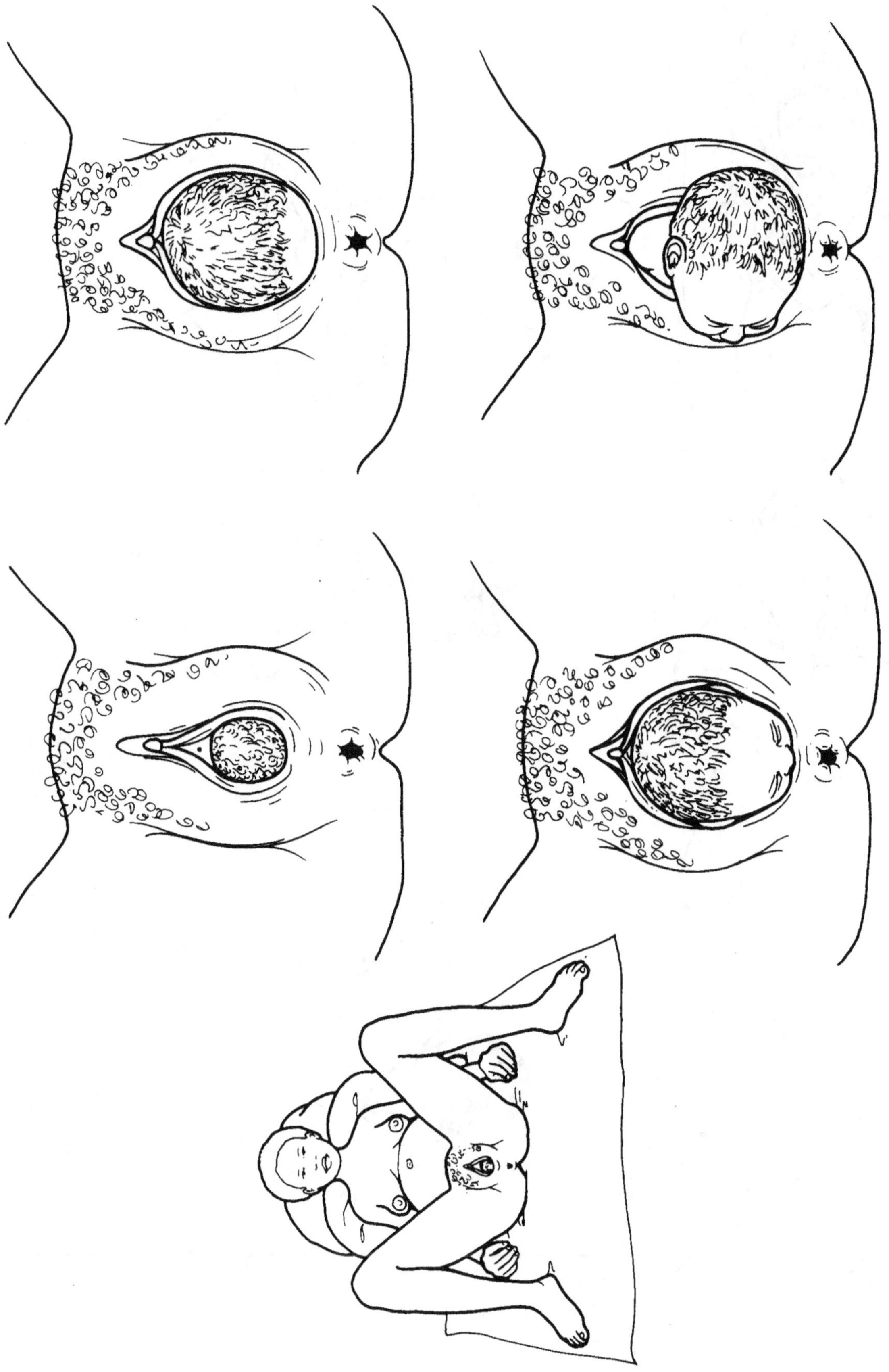

26. El proceso del parto
Visto desde el exterior, la cabeza del bebe sale dándose vuelta a través de la abertura flexible de la vagina. Las hendiduras vaginales son suaves y se extienden sin hacer daño a la cabeza del bebé.

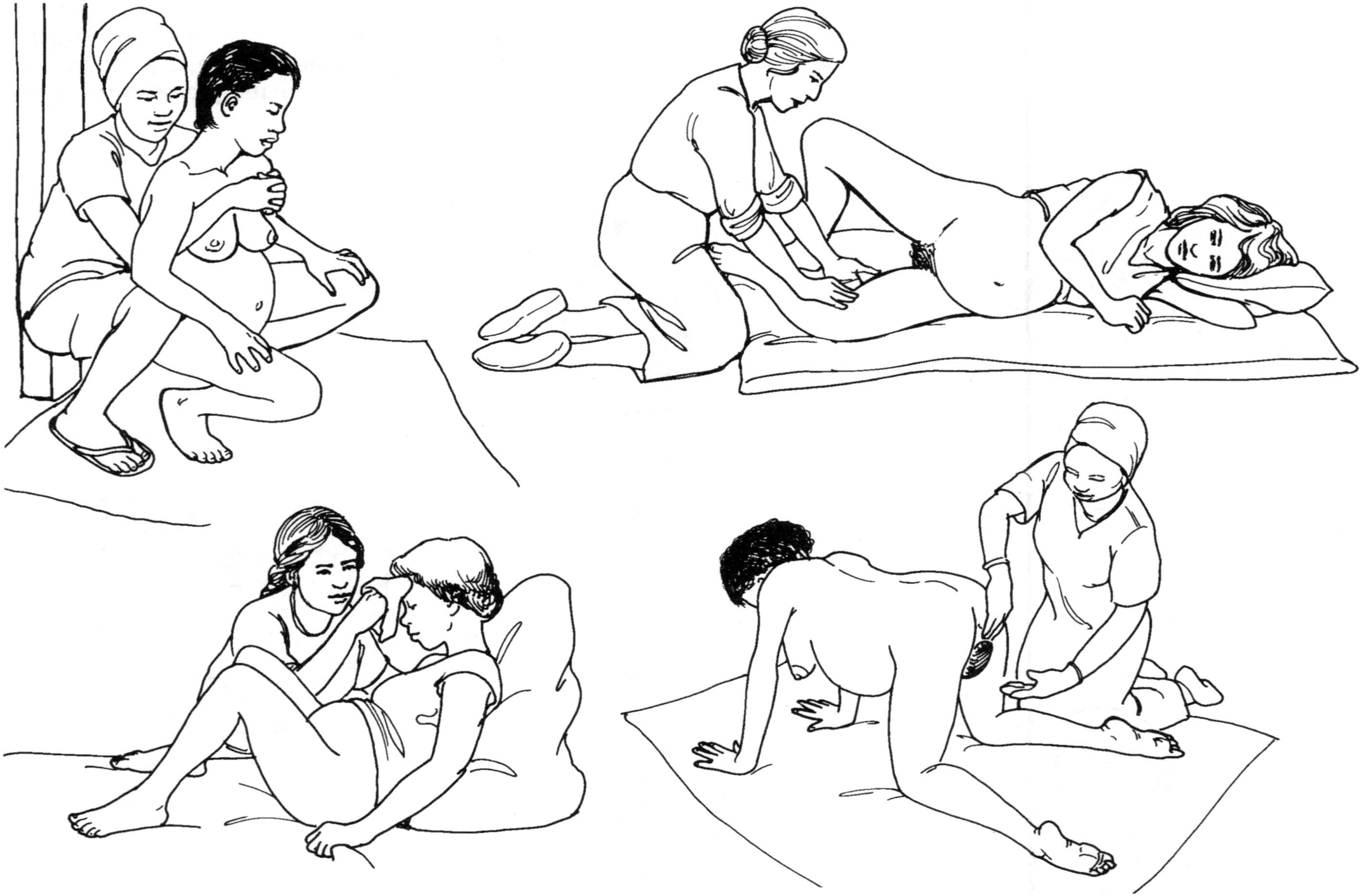

27. Posiciones de las madres para dar a luz
Las mujeres alrededor del mundo dan a luz en muchas posiciones diferentes. Es mucho más fácil empujar hacia abajo que hacia arriba. Use la posición que le sea más cómoda. El dar a luz es un trabajo duro; necesitamos apoyo especialmente en este momento.

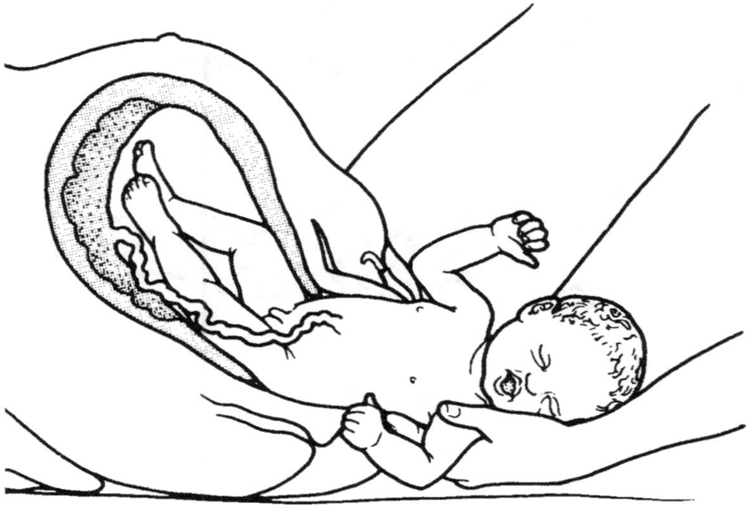

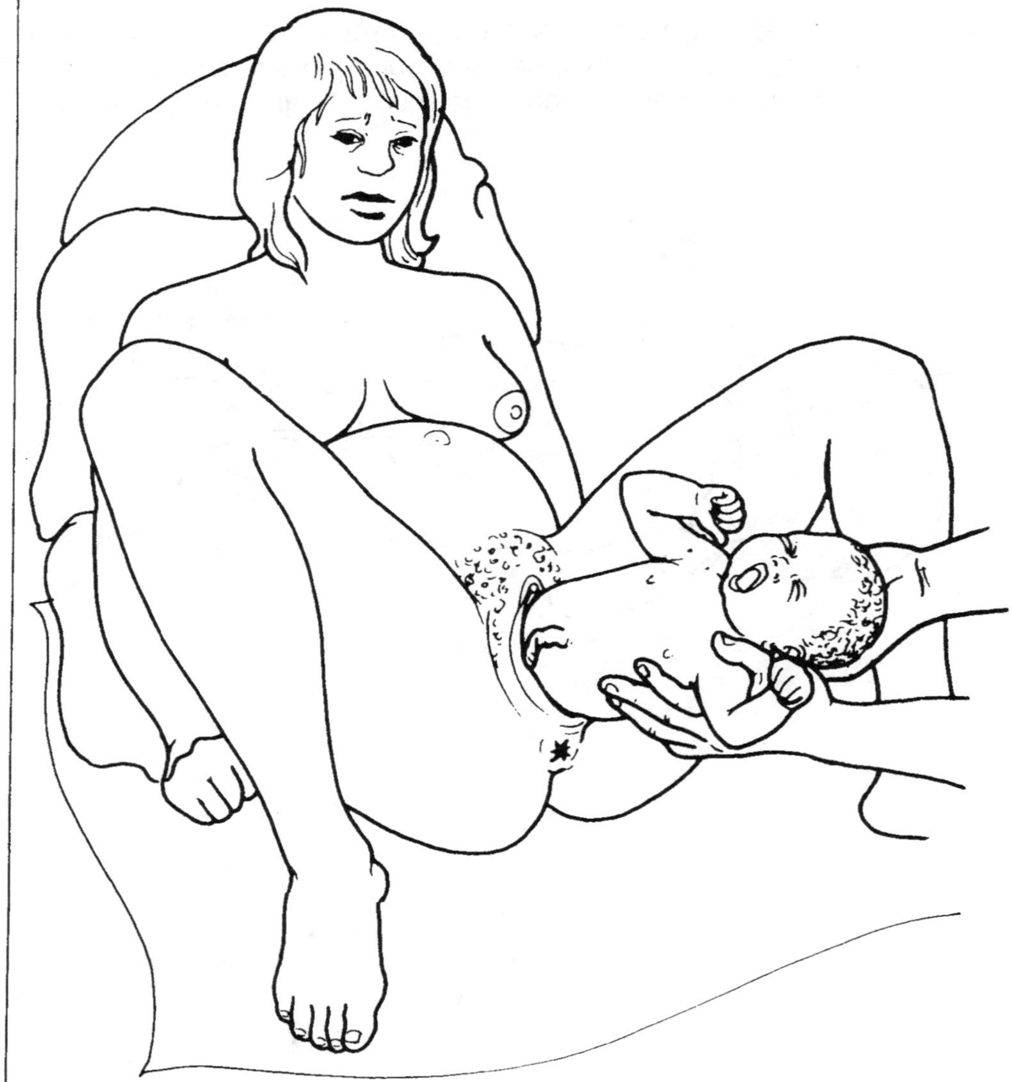

28. El parto
El parto requiere de mucho trabajo, paciencia y tiempo. Por lo general, un bebé recién nacido comienza a respirar y a llorar en seguida. Debe limpiárle la nariz y la garganta de mucosidad. Si el bebé no respira deberá administrarle respiración artificial de boca a boca inmediatamente.

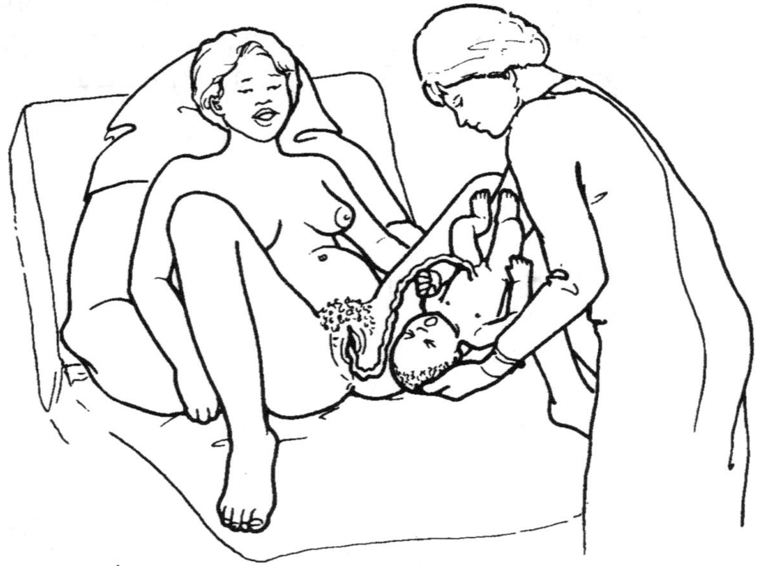

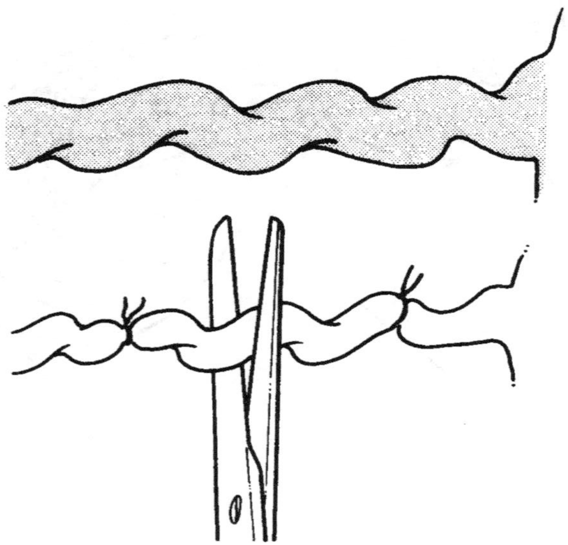

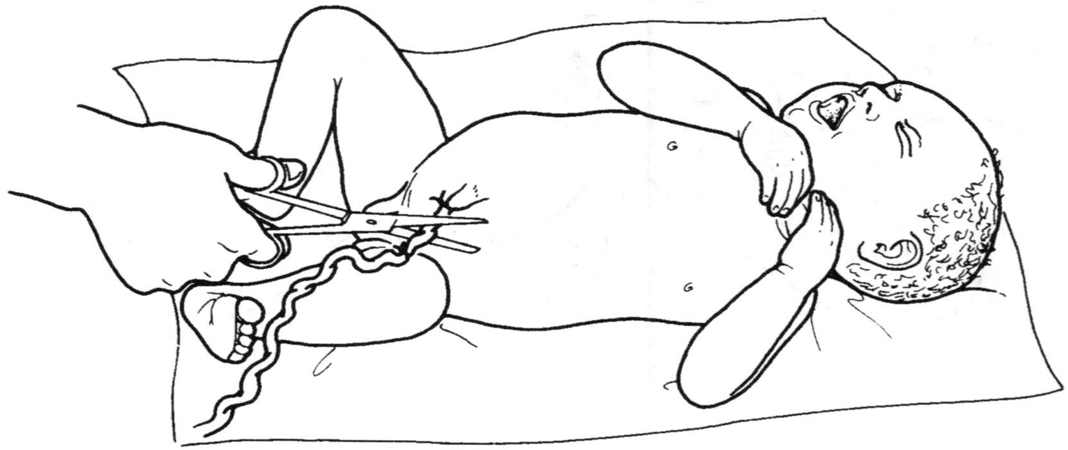

29. Cuidado inmediato del recién nacido

Después que el bebé nace y cuando el cordón umbilical ha cesado de pulsar, se ata el cordón en dos sitios, luego se hace un corte con un instrumento estéril entre medio de ambas ataduras. Al resto del cordón no es necesario hacerle nada, simplemente permitirle secar por sí mismo. El bebé recién nacido debe ser entregado o colocado encima del abdomen de la madre. Ese es el lugar más tibio y seguro para el bebé.

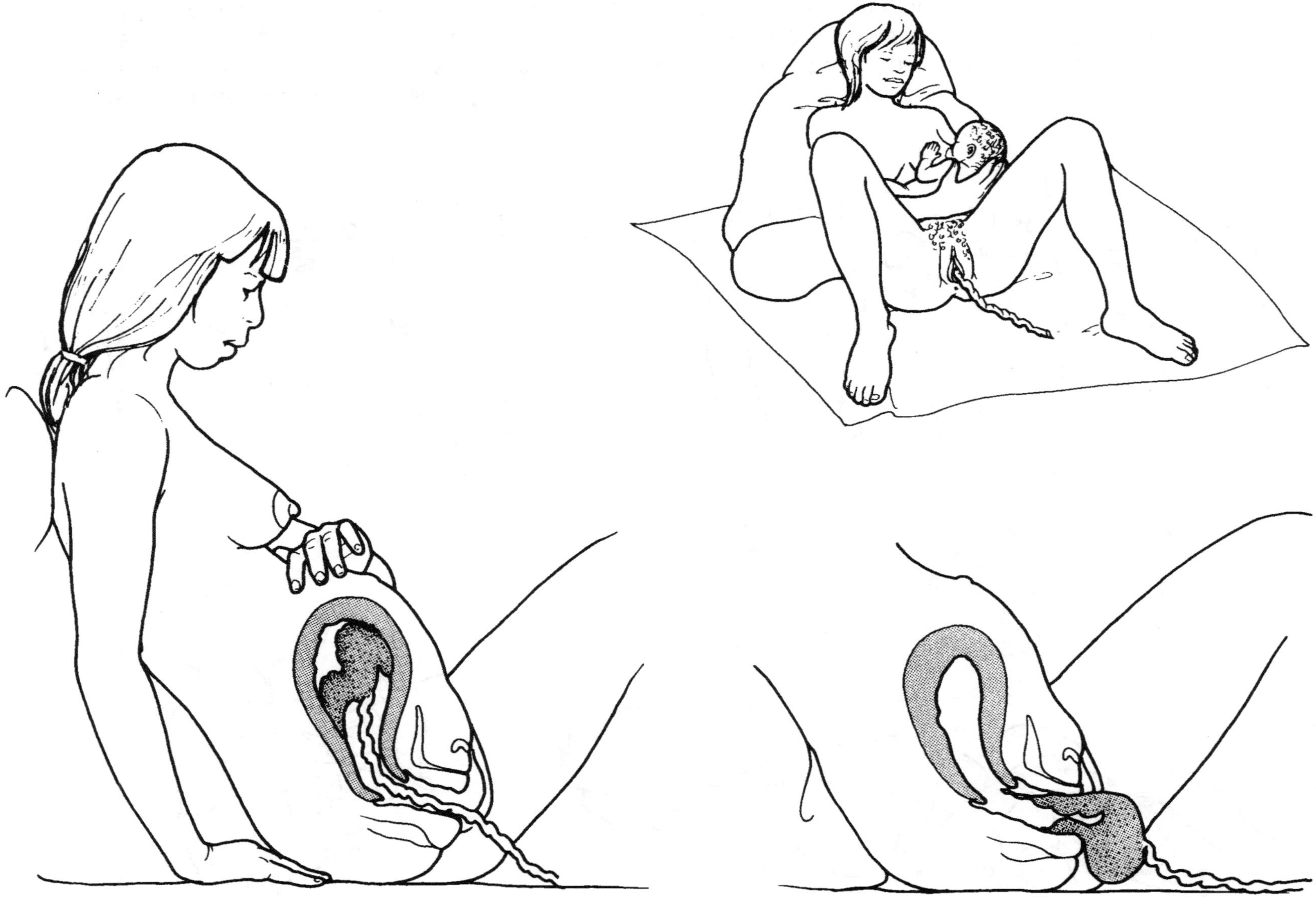

30. Expulsión de las secundinas /placenta

Poco tiempo luego del nacimiento del bebé, el útero empuja la placenta hacia fuera. Si la placenta no es expulsada espontáneamente puede masajear ligeramente el abdomen para ayudarla a salir. Si la pérdida de sangre es abundante o continúa, usted necesita ayuda médica.

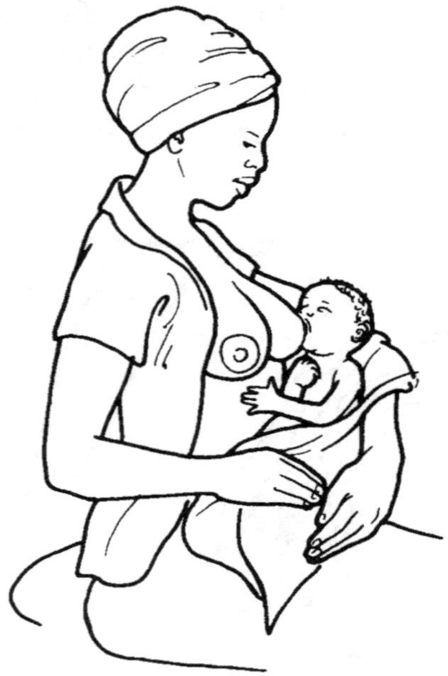

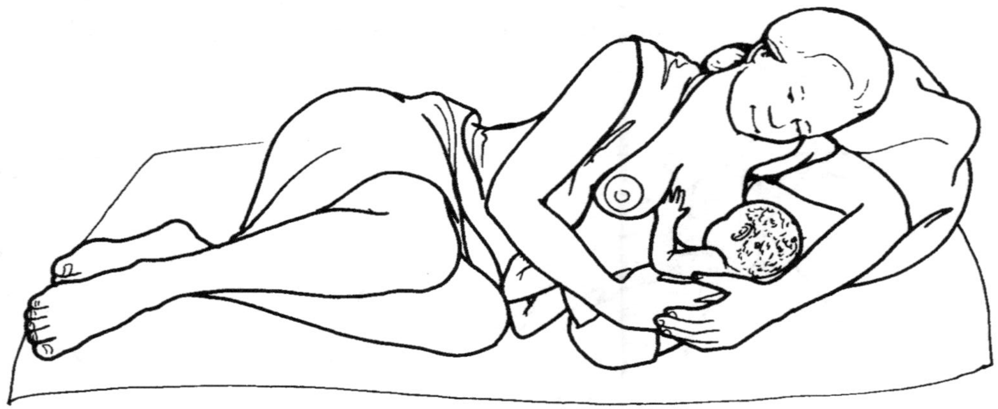

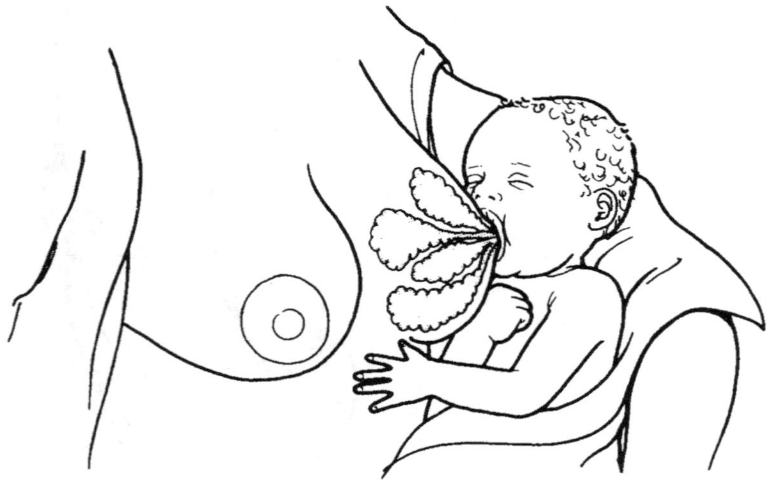

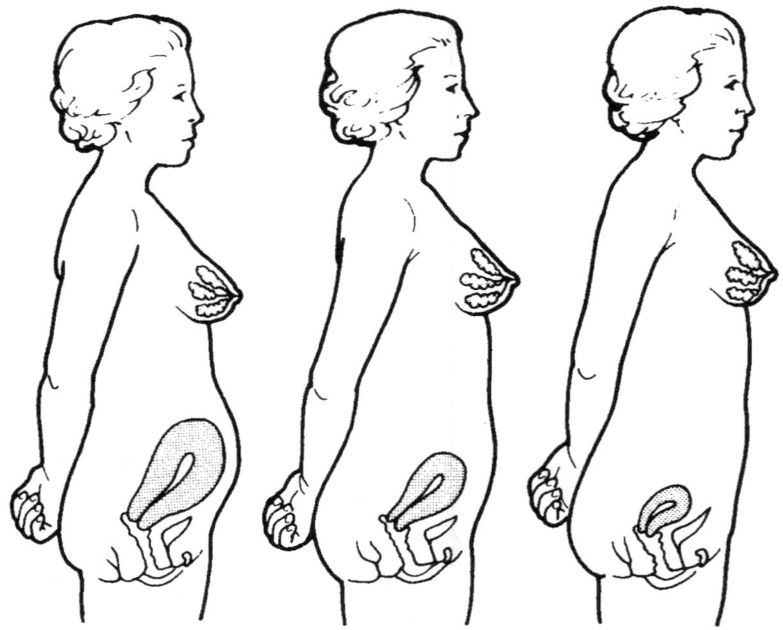

31. Amamantando/dando el pecho a su bebé

Un bebé recién nacido sabe mamar y debe ser amamantado inmediatamente durante la primera hora de vida, y cuantas veces lo desee, por lo menos de 8 a 12 veces en 24 horas. Esto ayuda a la producción de leche y también ayuda al útero a regresar a su tamaño normal. La leche materna es el mejor alimento para el bebé.

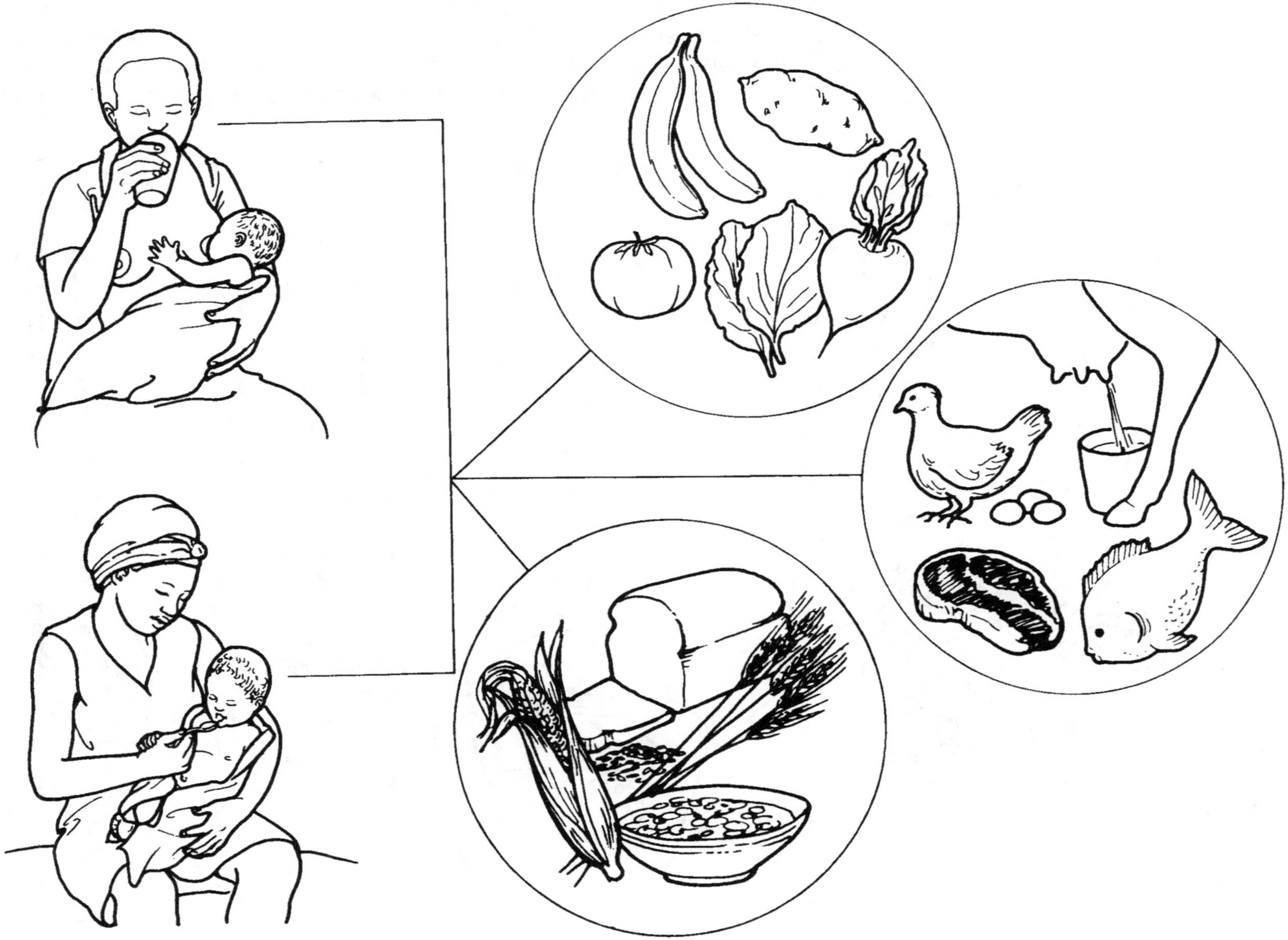

32. La alimentación de la madre y el bebé

Tanto la madre como el bebé necesitan un cuidado especial, descanso, una buena alimentación y líquidos. Los bebés solo necesitan leche materna durante los primeros seis meses de vida. La leche materna es la mejor comida para el bebé. Otros líquidos no son necesarios, ni tan saludables como la leche materna.

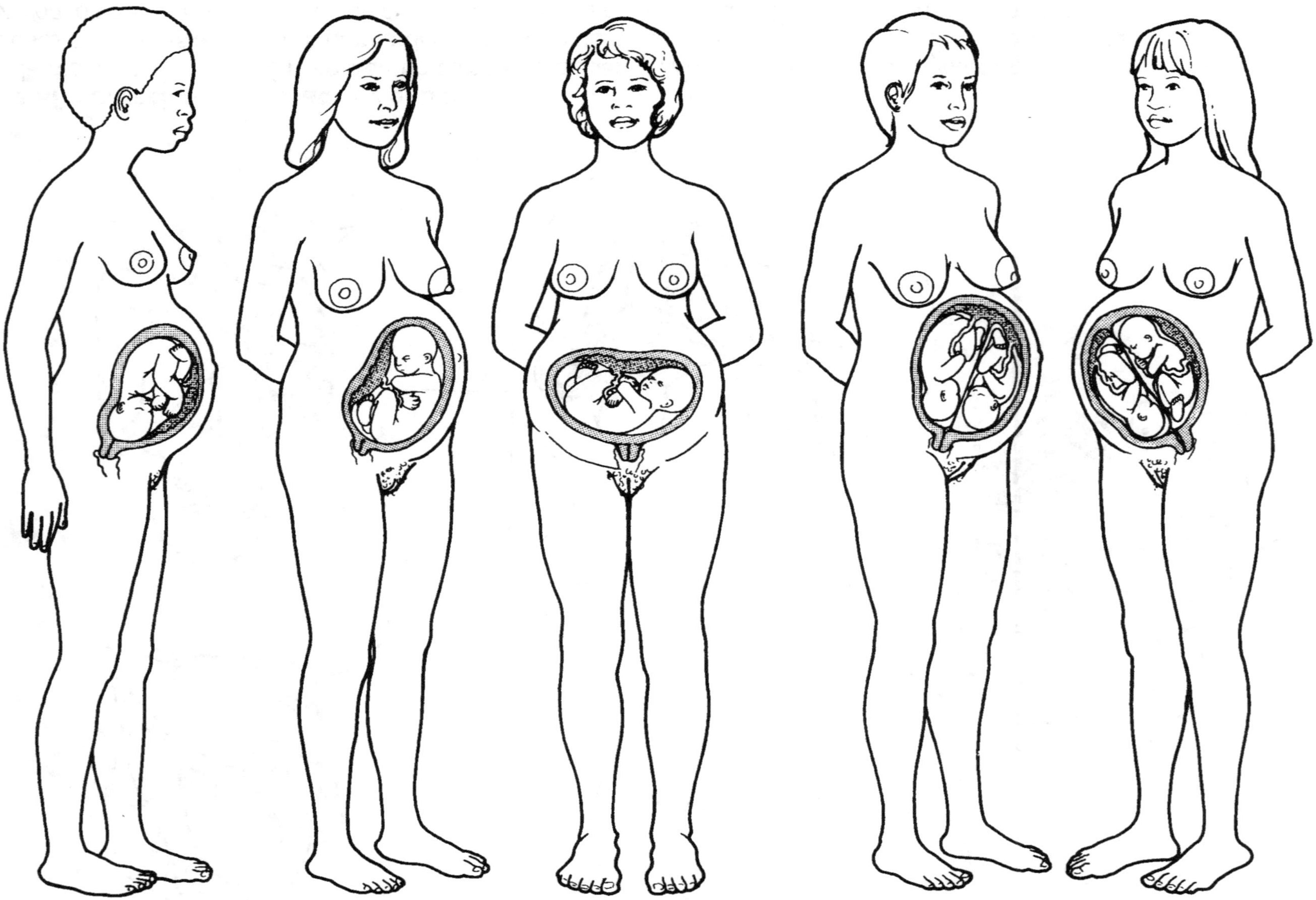

33. Posiciones poco usuales del bebé y partos múltiples
La mayoría de los bebés nacen cabeza abajo, pero a veces también pueden estar en otras posiciones. En ocasiones se desarrollan dos bebes (mellizos) y en casos extraordinarios hasta más de dos. En estas situaciones usted deberá buscar ayuda en una clínica.

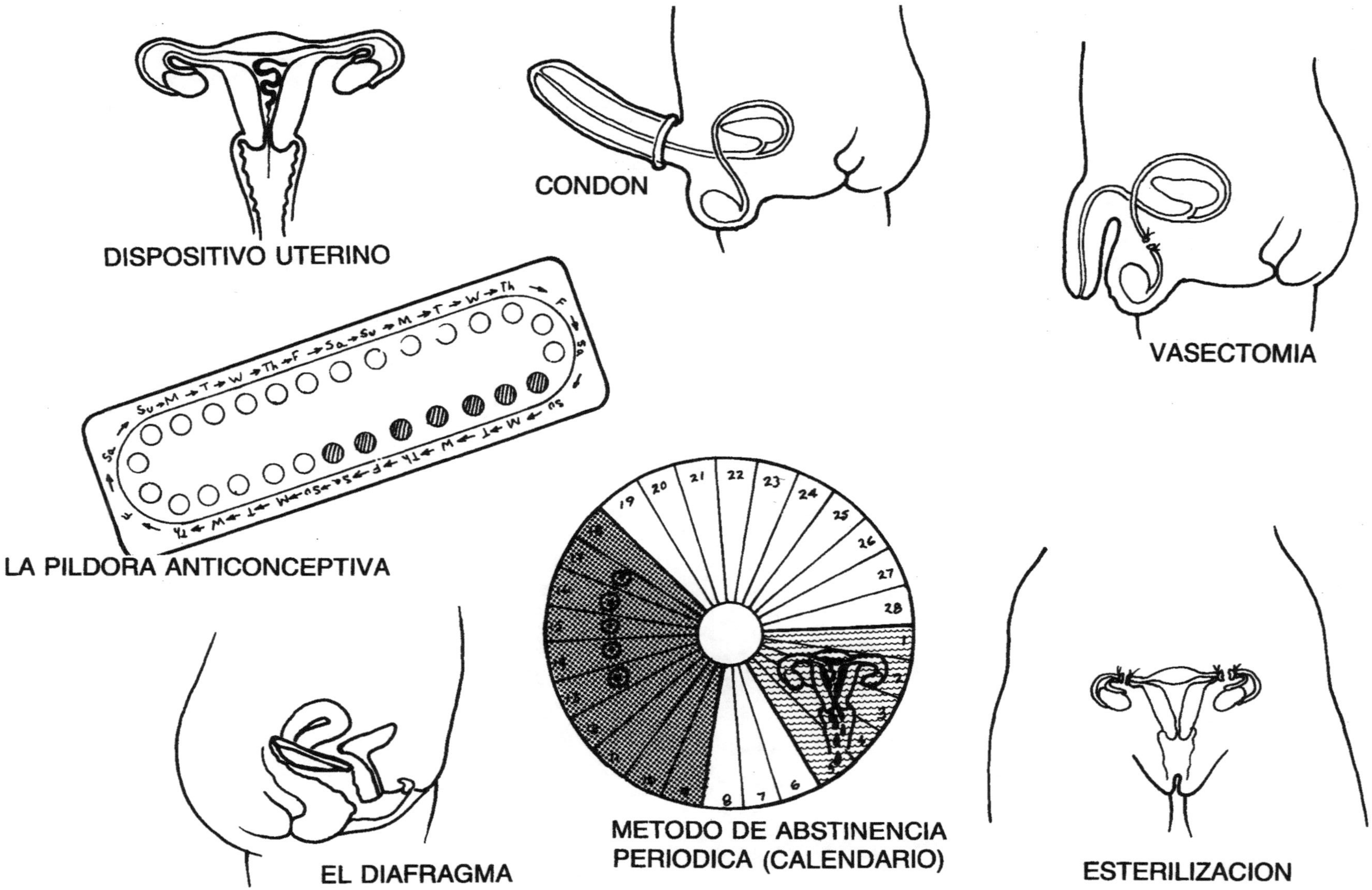

34. Planificación familiar/anticonceptivos

Después de dar a luz a un bebé, nuestro cuerpo necesita reposo y el bebé necesita de nuestra atención y cuidado. Hay muchas formas de protegernos para evitar quedar embarazada de nuevo.

EL LIBRO DE ILUSTRACIONES DEL PARTO

El número de cada sección corresponde a la ilustración con el mismo número.

1. El cuerpo femenino: Su crecimiento de niña a mujer

Crecer de niña a mujer toma muchos años: nuestros cuerpos no solo crecen pero pasan por muchos cambios hasta que estamos listas para procrear. Para tener niños saludables debemos esperar a que nuestros cuerpos maduren y sean lo suficientemente fuertes para cargar un niño, o podríamos hacernos daño a nosotras mismas al igual que perder el bebé. Las niñas en la ilustración tienen una edad promedio de: (comenzando con la niña a la izquierda) 7–9 años, 10–12 años, 13–15 años y 16–18 años de edad. Los cambios causados por la pubertad (cuando los órganos reproductivos son activados) comienzan alrededor de la edad de 11 años (la segunda ilustración de izquierda a derecha). Los vellos comienzan a crecer en el área púbica, los senos y los pezones engrandecen por lo regular después de los 11 años de edad. La pelvis (las caderas) comienza a ensancharse. Este proceso continúa hasta alcanzar la madurez, entre las edades de 17–18 años. La altura y el peso total se alcanzan a los 18 años de edad. Hay muchas variaciones normales que se apartan de este patrón de crecimiento. Pueden ser causadas por diferencias individuales, o ya sea por el clima o diferencias étnicas; o bien por los hábitos alimenticios y la nutrición.

Pero, aún cuando nuestros cuerpos estén preparados físicamente para el proceso de la procreación, nosotras tal vez no estemos preparadas en otras áreas para las responsabilidades, los pesares y las obligaciones permanentes que conllevan el procrear y criar un niño.

2. Los cambios del cuerpo femenino: Los senos y los órganos genitales

Los cambios que ocurren en nuestros cuerpos pueden ser observados en varias partes. Nuestros senos comienzan a engrandecerse y a formar los tejidos y las glándulas mamarias que producirán la leche materna cuando tengamos un bebé. La leche proviene de conductos diminutos que conectan las glándulas mamarias al pezón y cuando amamantamos la leche sale por muchos hoyos pequeños que tenemos en cada pezón.

Nuestras caderas se ensanchan gradualmente para que podamos cargar y dar a luz un bebé. Los vellos comienzan a crecer debajo de los brazos y alrededor de los órganos genitales. Los vellos del área genital cubren y protegen el exterior de las hendiduras vulvarias. Estas hendiduras llamadas labia (labios) cubren la abertura urinaria y la abertura vaginal. Estas aberturas están colocadas al frente del ano.

Ya que la piel del área genital es muy delicada y se encuentra cercana al ano y a la abertura vaginal, es sumamente importante el mantener el área genital limpia utilizando agua y jabón.

Los cambios que podemos observar en el exterior de nuestros cuerpos son el resultado de cambios internos. A este proceso de cambio o crecimiento se le llama la pubertad. Un indicio de la pubertad o de que nos estamos preparando para la procreación es el comienzo de la menstruación. (ilustración N° 4).

3. Los órganos reproductivos (órganos genitales) internos (interiores)

Los órganos internos creados para la procreación son: la vagina, el útero (la matriz), los dos ovarios y las dos trompas de Falopio.

La vagina es el pasaje hacia el útero (la matriz). Es a través de este pasaje que los espermatozoides (las semillas masculinas) entran al útero durante el coito. Al nacer, el bebé es empujado hacia afuera a través de este pasaje y de las hendiduras de la vulva, las cuales son elásticas y pueden extenderse.

El útero (la matriz) es un músculo hueco (en forma de pera). Tiene una pequeña abertura hacia la vagina, a la cual se le llama cuello del útero (cerviz). Dentro del útero, un óvulo fertilizado se desarrolla por nueve meses hasta que se convierte en un bebé capaz de vivir independientemente.

Los dos ovarios contienen los óvulos. Al nacer ya tenemos en nuestros ovarios todos nuestros óvulos, muchos más de los que alcanzarán a madurar. Al madurar estos descienden uno por uno del ovario, esto sucede una vez que hemos alcanzado la pubertad. Los ovarios se encuentran uno a cada lado del útero. Una vez al mes un óvulo madura en uno de los ovarios: a este suceso se le llama ovulación.
El óvulo maduro desciende del ovario y entra a la trompa de Falopio próxima al ovario. Luego se desliza a través de la trompa hacia el útero. Las dos trompas de Falopio conectan a los ovarios con el útero. Le lleva varios días a un óvulo maduro viajar del ovario al útero, esto sucede una vez al mes, justo antes de la menstruación, y constituye nuestro periodo más fértil, el tiempo durante el cual podemos quedar embarazadas.

4. La menstruación

La menstruación es el nombre dado a la secreción mensual de la mucosa uterina teñida de sangre. Este revestimiento interior, lleno de pequeños vasos sanguíneos es secretado por nuestros cuerpos por la vagina; esto toma de 4 a 5 días.

La menstruación ocurre cuando un óvulo maduro desciende de uno de los ovarios. Si el óvulo no es fertilizado, es eliminado junto con la mucosa del útero y esta es la razón por la cual menstruamos. El interior del útero se reviste cada mes en preparación para recibir un óvulo en crecimiento en caso de que haya ocurrido la fertilización. La menstruación cesa a los 45 años o más tarde.

A este proceso mensual durante el cual sangramos a veces se le conoce como nuestra "regla" y no nos causa ningún daño. En ocasión crea dolores, cansancio, y/o dolor de espalda. Si usted es saludable, no hay nada de que preocuparse y puede continuar sus actividades cotidianas al igual que la mayoría de las mujeres. Por ejemplo, las atletas femeninas compiten a pesar de la menstruación sin resultados adversos. Es de suma importancia lavarse durante la menstruación y mantenernos limpias para evitar las peladuras, la irritación y el mal olor.

Para absorber la menstruación pueden ser utilizadas varios tipos de almohadillas de algodón o toallitas sanitarias (higiénicas): estas deberán ser cuidadosamente lavadas y secadas al sol después de cada uso. También pueden comprarse diferentes tipos de toallitas sanitarias desechables o tampones desechables que son insertados en el interior de la vagina. Usted deberá investigar para encontrar el tipo de producto higiénico que le sea más cómodo.

5. Los órganos reproductivos externos (exteriores)

Los órganos reproductivos externos (exteriores) llamados vulva consisten en dos hendiduras que protegen los órganos internos y el clítoris.

La vulva tiene los labios externos (o labios mayores) y los labios internos (o labios menores).
Al igual que el interior de la boca, el interior de las hendiduras de la vulva son húmedas para que los dos lados no se froten el uno contra el otro causando irritación. Estos cubren y protegen la abertura de la vagina y la abertura de la vejiga o abertura urinaria que se encuentra en frente de la vagina. Esta abertura urinaria es controlada por un músculo fuerte que mantiene cerrado el conducto a la vejiga. Durante la urinación dicho músculo se relaja y la orina que se encuentra en la vejiga sale en un chorro por la abertura. Cuando la vejiga está llena la presión produce el deseo de orinar. La orina no debe contenerse ya que esto podría ser la causa de infección.

Las hendiduras de la vulva también cubren el clítoris. El clítoris está localizado en el lugar donde se unen los labios, formando una capucha de piel por encima de este órgano (en forma de capullo). Los órganos genitales externos están también repletos de nervios. Lo cual causa que también sean muy sensibles al tacto. El clítoris, que es un centro nervioso importante, es particularmente sensible. La estimulación, tocar y frotar el clítoris, resulta en el orgasmo lo cual nos brinda un gran placer y alivio de las tensiones. La masturbación, lo cual quiere decir, estimulación propia, es placentera y no hace daño contrario a lo que se dice. El clítoris corresponde al pene del hombre, el cual es igualmente sensible. Al igual que el pene, el clítoris se hincha y agrándese como resultado de la excitación sexual. Es la fuente del orgasmo femenino (clímax sexual).

Una almohadilla de tejidos grasos cubre el hueso del pubis al frente de las hendiduras vulvarias. A menudo se le llama pubis o monte de Venus. Esta área se cubre de vellos, comenzando en la pubertad, al igual que las superficies exteriores de la labia mayor (labios mayores).

6. Los órganos reproductivos externos

Los labios internos y externos de la vulva protegen la entrada a la vagina y a los órganos genitales internos. La abertura de la vagina es elástica y se estira, durante el coito, y especialmente durante el nacimiento de un bebé. Una fina membrana llamada himen cubre parcialmente la abertura de la vagina en algunas mujeres (pero no en todas). A veces esta membrana se rompe durante el primer coito, lo cual puede producir un leve sangrado. A menudo la membrana o himen se estira sin romper o sangrar. El flujo menstrual sale por la abertura vaginal. Es importante mantener esa área limpia, especialmente durante la menstruación. Usted puede ducharse o bañarse como de costumbre.

El área triangular entre la vagina y el ano se llama el perineo y tiene músculos y tejidos elásticos que se extienden en gran medida durante el parto.

Los órganos genitales externos deben ser tratados con gran cuidado ya que cualquier lesión en el área genital es dolorosa en extremo. Una lesión en esta área puede resultar en una hemorragia ya que hay muchos vasos sanguíneos en toda el área genital.

7. Los cambio del cuerpo durante el embarazo

Muchos cambios ocurren en nuestros cuerpos cuando quedamos embarazadas y a lo largo de los nueve meses mientras cargamos al bebé.

El útero es un músculo cóncavo y en forma de pera, de proporciones pequeñas, que ocupa poco espacio. Se encuentra en el medio de nuestro abdomen o pelvis y cuando está vació no notamos su presencia. Cuando contiene un bebé en crecimiento, el útero se estira más agrandeciendo el abdomen. En los últimos meses antes del nacimiento del bebé, el feto (el bebé antes de nacer) ocupa casi todo el abdomen. El útero se estira para acomodar el feto de rápido crecimiento y esto causa que nuestro abdomen aumente en tamaño. Esto causa presión en los otros órganos internos, incluyendo la vejiga, por lo tanto necesitamos orinar con más frecuencia.

Nuestros senos y pezones también engrandecen considerablemente y se preparan a proveer la leche materna que alimentará al bebé cuando este nace. El área alrededor del pezón (la aureola) se puede poner mas oscura, un poco de calostro (la primera leche) puede filtrase por los pezones antes del parto, y esto es normal.

La posición de la mayoría de los bebés al nacer es con la cabeza hacia abajo (ilustración Nº 7), sin embargo, algunos bebés nacen en otras posiciones (ilustración Nº 33).

8. Los cambios del cuerpo durante el embarazo

Nuestros cuerpos cambian en el exterior al igual que en el interior y necesitan un cuidado especial, buenos alimentos y descanso durante el embarazo. Tarda nueve meses para que un óvulo fertilizado se convierta en un bebé maduro, capaz de vivir fuera de nuestro cuerpo. El desarrollo del feto depende por completo de nosotros, hasta el momento de su nacimiento. La placenta, la cual se desarrolla temprano en el embarazo, suple al feto de todo lo que este necesita, nuestros cuerpos, a su vez, suplen a la placenta.

Normalmente aumentaremos unas 25–35 libras (11–17 kg.) de peso, a menudo más. Para producir un bebé saludable necesitamos no sólo comer más, pero también comer una dieta variada. (Véase "Los alimentos que necesitamos", ilustración Nº 17.)

9. El cuerpo masculino y sus órganos reproductivos

Los órganos reproductivos de un hombre están mayormente en el exterior de su cuerpo: son los testículos y el pene.

Los testículos son dos glándulas redondas, las cuales se encuentran dentro de un saco protector llamado el escroto. Los testículos producen los espermatozoides (semillas) que son necesarios para fertilizar los óvulos producidos por una mujer.

El pene es un órgano en forma de tubo, localizado encima y entre medio de los dos testículos; usualmente es blando y cuelga hacia abajo. El pene contiene en su interior un conducto ahuecado que está conectado a la vejiga y sirve para eliminar la orina. El pene también es usado para transportar los espermatozoides a través de este mismo conducto, hasta el interior de la vagina. Muchos millones de estas semillas diminutas demasiado pequeñas para poderse ver a simple vista son descargadas por el pene en un fluido "lechoso" llamado semen.

10. El cuerpo masculino y sus órganos reproductivos

Desde que un niño alcanza la pubertad y a lo largo de su vida los testículos continuamente producen espermatozoides. Muchos millones de espermatozoides son producidos y descargados de vez en cuando por el pene. Un líquido blanco y lechoso llamado semen contiene los espermatozoides. Cada espermatozoide tiene un rabo largo a un extremo que lo impulsa, parecido a un pececito.

El extremo del pene, llamado glande, es muy sensible al tacto, ya que está repleto de nervios. El tocarlo o frotarlo ligeramente es muy placentero y causa excitación sexual, igual a la sensación que produce el tocar o frotar el clítoris.

Como resultado de la excitación sexual y durante el coito el pene endurece, aumenta en tamaño y se levanta. A esto se le llama erección. Un mecanismo especial empuja el semen desde los testículos hasta el conducto del pene—el mismo conducto que es usado para la eliminación de la orina—de donde es eyaculado. Luego de la eyaculación el pene se encoge y nuevamente se vuelve flácido. La descarga involuntaria del semen también puede ocurrir mientras la persona duerme y es perfectamente normal. Los espermatozoides son tan pequeños que más de 500 millones son descargados en una eyaculación.

Muy pocos espermatozoides llegan a alcanzar un óvulo y sólo uno es necesario para cada fertilización. La mayoría de los espermatozoides son eyaculados y descartados.

El espermatozoide de un hombre es el que determina si el huevo fertilizado se va a desarrollar como niño o niña y se determina en el momento que el espermatozoide entra al óvulo (concepción).

11. Fertilización

Después de alcanzar la pubertad, un óvulo madura en uno de nuestros ovarios y es descargado cada mes. A esto se le llama la ovulación. Un mes el ovario izquierdo suelta un óvulo maduro y al mes siguiente, el ovario derecho hace lo mismo, y así sucesivamente. Esto continúa por muchos años, durante los cuales somos fértiles y menstruamos. La menstruación cesa entre las edades de 45–50 años. Al cese de la menstruación se le llama la menopausia y significa que ya no podemos quedar embarazadas.

Si usted tiene relaciones sexuales dos semanas después del comienzo de su regla, tiene más probabilidad de quedar embarazada durante los próximos días que le siguen. Sin embargo, hay muchas variaciones individuales. Si un óvulo no ha sido descargado cuando ocurre el coito usted no puede quedar embarazada.

Para hacer posible la fertilización es necesario que los espermatozoides alcancen un óvulo dentro de nuestro cuerpo. Por lo tanto, un hombre debe insertar su pene dentro de la vagina y eyacular. Para poder entrar en la vagina, primero es necesario que el pene se endurezca y se levante.

La excitación sexual causa la erección del pene; la penetración de la vagina es un acto muy placentero para un hombre y una mujer. En la culminación de la excitación sexual y durante el orgasmo, el semen fluido lechoso que contiene millones de espermatozoides sale del pene y entra a la vagina. Diversas posiciones hacen posible que el pene penetre la vagina. Los espermatozoides también pueden entrar en la vagina si son eyaculados cerca de la abertura vaginal y usted puede quedar embarazada aún sin que ocurra la penetración.

Los millones de espermatozoides nadan alrededor del interior de la vagina después del coito. Algunos también nadan hacia el útero por el cuello, llamado cerviz, y hacia las trompas de Falopio: pueden mantenerse vivos por tres días dentro de nuestros cuerpos.

Si un espermatozoide encuentra un óvulo maduro en la trompa de Falopio éste podría, impulsado por su rabo, empujarse hacia el interior del óvulo, el cual es mucho mayor en tamaño que el espermatozoide. A esto se le llama impregnación. Una vez que el óvulo ha sido fertilizado ningún otro espermatozoide podrá penetrarlo. El óvulo fertilizado, es decir, el óvulo que ha sido penetrado por un espermatozoide, comienza a dividirse y a crecer.

12. Fertilización

El óvulo comienza a dividirse y a crecer inmediatamente después de ser fertilizado por un espermatozoide. El óvulo fertilizado continúa entonces hacia el útero. Allí se adhiere o implanta en la suave mucosa del útero, la cual está repleta de vasos sanguíneos pequeños. Si las condiciones en nuestro cuerpo son favorables, el óvulo fertilizado continúa creciendo en el útero por nueve meses. Cada feto comienza con un óvulo y un espermatozoide, excepto en el caso de partos múltiples.

13. La fertilización y el comienzo de la división celular

Luego de descender del ovario, un óvulo maduro entra por la trompa de Falopio hacia el útero (ilustración Nº 13). Si el coito ha ocurrido recientemente el óvulo podrá encontrarse con algunos espermatozoides. Los espermatozoides son muchos más pequeños que el óvulo y tienen rabos largos que les permiten moverse con rapidez. Los espermatozoides intentan penetrar el óvulo empujándose a través de la cubierta celular exterior hacia el núcleo o centro del óvulo.

Después de que un espermatozoide atraviesa la cubierta exterior del óvulo, esta se endurece y ningún otro espermatozoide puede penetrarla. Ahora el óvulo está fertilizado: esto significa que el centro del óvulo absorbe y se combina con el espermatozoide. Juntos ambos comienzan a dividirse una y otra vez, primero entre dos, luego entre cuatro, ocho, dieciséis células y así sucesivamente. El óvulo comienza a dividirse tan pronto como es fertilizado y mientras continúa en su trayectoria hacia el útero. El tiempo de ovulación a fertilización usualmente es de 24 a 48 horas. Si las condiciones para su crecimiento continuo son favorables dentro del útero, y el óvulo y el espermatozoide son saludables, este puede ser el comienzo del desarrollo de un bebé. Sin embargo, para que este pequeño grupo de células se convierta en un bebé saludable también son necesarios otros factores: una buena nutrición y cuidado, al igual que descanso suficiente para la madre, son sumamente importantes.

14. La implantación y el comienzo del crecimiento

Cuando el óvulo fertilizado y en crecimiento llega al útero, este se adhiere a la suave mucosa del útero. Esto se llama implantación y ocurre alrededor de los 6 días después de la fertilización. El revestimiento del útero que está lleno de diminutos vasos sanguíneos es necesario para el crecimiento del óvulo fertilizado. El cese de la menstruación es el primer indicio del embarazo.

El grupo de células se divide constantemente y es implantado en la mucosa del útero, semejante a como se siembra una semilla en la tierra. El pequeño grupo de células crece implantado en la mucosa del útero, de la cual recibe alimento y protección. Transcurren muchas semanas antes de que este crecimiento diminuto pueda ser observado sin un microscopio (ilustración N°17).

15. El crecimiento del embrión: Los primeros 3 meses

El pequeño grupo de células crece en el interior del útero, adherido a la suave mucosa del útero, de la cual recibe su sustento. A este crecimiento se le llama un embrión durante los primeros tres meses. El embrión está cubierto por una bolsa o saco protector. Esta bolsa se desarrolla de la cubierta del óvulo original y es llamada bolsa amniótica. Está llena de líquido, el líquido amniótico. El embrión crece dentro de esta bolsa llena de fluido. Un embrión de nueve semanas es tan diminuto que ocupa sólo una porción de la palma de una mano. El tamaño de un embrión de tres meses, en el interior del útero, ni siquiera ocupa todo el espacio del útero (ilustración N°15).

El embrión tarda aproximadamente tres meses en desarrollarse dentro de su bolsa protectora. Primero se desarrollan la cabeza y la espina dorsal. Al finalizar los tres meses el embrión todavía solo pesa unas 3 1/2 onzas (96 gramos). A los cuatro meses se pueden observar las orejas, los ojos y la nariz.

16. El desarrollo del embrión: Los primeros 3 meses

La placenta completa su desarrollo cerca del tercer mes y se convierte en la mayor fuente de alimento para el futuro bebé durante el embarazo. El cordón umbilical conecta al estómago del embrión con la placenta. A través del cordón umbilical un cordón de tejido grueso que contiene dos arterias y una vena el embrión recibe de la placenta todo lo que necesita para crecer. A su vez, la madre suple a la placenta. El cordón es lo que sostiene la vida del bebé. Todo el alimento y oxígeno, al igual que todos los residuos, pasan a través del cordón umbilical.

Durante el embarazo usted puede continuar con sus actividades normales sin ningún peligro. El ejercicio normal le hará bien, a menos de que usted tenga problemas especiales. Necesita descansar y dormir más cuando está embarazada. Durante los primeros tres meses puede que usted se sienta particularmente agotada. Además de necesitar dormir más, usted necesita una dieta balanceada y alimentos nutritivos: los primeros tres meses constituyen la base para el crecimiento de un bebé saludable. (Vea Los alimentos que necesitamos). Algunas mujeres sufren de nauseas y vómitos durante los primeros tres meses del embarazo. Si los vómitos son graves usted deberá buscar ayuda médica.

El aborto espontáneo o pérdida, cuando los contenidos del útero son expulsados espontáneamente, sucede con más frecuencia durante los primeros tres meses del embarazo si el embrión es defectuoso o no puede crecer. Los primeros tres meses son también los más seguros para un aborto. Después de un aborto es importante asegurarse de que todo el crecimiento sea limpiado del interior del útero, de lo contrario puede comenzar una infección. Usted deberá visitar una clínica o un doctor y ser examinada. El tener un aborto espontáneo o pérdida no significa que usted no puede quedar embarazada o tener un bebé saludable. Después de que su regla regrese, usted puede quedar embarazada y tener un embarazo exitoso y un bebé saludable.

17. Los alimentos que necesitamos

Para tener un bebé saludable debemos mantenernos saludables y cuidarnos bien. Primero, debemos prestar atención a lo que comemos y obtener suficiente descanso. Es importante comer lo suficiente, al igual que comer los alimentos y líquidos apropiados en abundancia, ya que debemos alimentar a un bebé en crecimiento que depende de lo que nosotros comemos.

Debemos mantener una dieta variada que incluya alimentos de todos los grupos básicos alimenticios (ilustración N° 17). Los alimentos ricos en proteínas, tales como las carnes, el pescado, los huevos, los quesos y las legumbres, son muy importantes. También necesitamos diversas clases de cereales y granos, tales como el arroz, el maíz, el trigo y los pan—especialmente panes integrales. Las verduras frescas, incluyendo aquellas en forma de hoja (como la espinaca, la col, la lechuga); y las frutas frescas, tales como el plátano, las naranjas, las manzanas y las moras son provechosas para usted y su bebé en desarrollo. Las papas, las zanahorias y otros tubérculos deberían formar parte de su dieta acostumbrada.

Es muy importante que usted consuma muchos alimentos variados para que su bebé sea fuerte y saludable. Muchas mujeres toman vitaminas y píldoras con hierro para asegurarse de que están obteniendo la suficiente cantidad de hierro y vitaminas durante el embarazo.

Tales píldoras pueden suplementar una buena dieta, pero no pueden reemplazarla.

18. Lo que debemos evitar

La salud y el crecimiento de su bebé dependen de lo que usted ingiere. Lo que usted pone en su cuerpo es pasado al feto a través de la placenta.

El ingerir alcohol con regularidad o en grandes cantidades no le es provechoso a usted, pero le es particularmente dañino al feto en crecimiento. Ha sido establecido que el fumar es dañino a la salud de todos en general: pero es mucho más peligroso para la salud de su bebé y usted debería dejar de fumar, en particular durante su embarazo. Antes de tomar medicamentos de cualquier tipo, usted deberá primero informarse de los efectos que tal medicamento tendrá en el feto en crecimiento, y deberá consultar a la enfermera/partera o al médico que le asistirán durante el parto. Si es necesario tomar medicamentos con receta médica a causa de problemas de salud, usted deberá informar inmediatamente a la clínica o médico que le recetó el medicamento acerca de su embarazo, en caso de que dañen al feto y tengan que cambiar la receta.

19. Alimentos que conocemos y disfrutamos

Al instructor/líder de grupo: Por favor, prepare información acerca de los alimentos disponibles localmente y péguelo sobre este bosquejo en el espacio asignado.

¿Cuál combinación de alimentos disponibles en su localidad constituyen una dieta balanceada como la descrita en el texto y la ilustración Nº 17? Por favor, vea también las sugerencias para la ilustración Nº 19, ya que el texto debe coordinarse con esta ilustración. Discuta la preparación de los platos/alimentos preparados con más frecuencia localmente y su valor alimenticio. (Haga una lista del valor nutritivo de los alimentos locales) Dependiendo de dónde usted enseña/vive, una discusión acerca del cultivo de alimentos nutritivos locales puede ser incluida (preparación de la hortaliza). Un bosquejo del costo de los alimentos/platos, el tiempo que toma su preparación y cómo/dónde comprar los mejores alimentos también podría ser incluido.

El propósito es demostrar, usando ejemplos de alimentos disponibles localmente, cómo mantener con regularidad (diariamente) una dieta balanceada que incluya los valores alimenticios importantes al más bajo costo.

20. El desarrollo del embarazo

El desarrollo y crecimiento del feto tarda cerca de nueve meses dentro del útero (matriz). Durante la primera mitad del embarazo, la mayoría de los cambios en nuestro cuerpo ocurren en el interior y son poco visibles. El primer cambio al comienzo del embarazo es el cese de la menstruación. Después de que la menstruación se haya atrasado por dos semanas o más usted puede hacerse una prueba en un hospital o clínica local para saber con certeza si estás embarazada. Si no desea continuar con el embarazo, el periodo más seguro para el aborto es tan temprano en el embarazo como sea posible, o antes de los tres meses.

Durante los últimos tres meses el abdomen crece con rapidez ya que el feto aumenta de peso al final del embarazo. En la ilustración Nº 20 se pueden observar en la parte superior, los primeros seis meses del embarazo; los últimos tres meses se observan en la parte posterior. La última figura muestra la última etapa del embarazo, el feto baja en el útero y está a punto de nacer.

El cuidado prenatal regular es importante para que supervises el desarrollo del bebé y prevengas cualquier problema inesperado en entrega.

21. El desarrollo del embarazo

El embrión se desarrolla en el interior de la bolsa amniótica (la bolsa de las aguas). El embrión puede moverse libremente, protegido por el fluido amniótico, el cual sirve de cojín y mantiene una temperatura constante. Tan pronto como se desarrolla la placenta, ésta comienza a sostener el embrión a través del cordón umbilical. Este sistema de soporte continúa hasta el nacimiento del bebé. La placenta es expulsada por lo general minutos después del bebé.

Después de 12 semanas de gestación (esto quiere decir que su regla ha faltado tres veces) el embrión es tan pequeño que casi no se nota un aumento en el tamaño del vientre. Solo después de cuatro meses se comienza a "notar" el embarazo. Los senos también se agrandan y los pezones se vuelven más anchos y oscuros.

El embrión es llamado un feto después de que los sistemas orgánicos principales hayan comenzado a desarrollarse. A eso de los cuatro meses es posible que usted comience a sentir movimiento. Al principio, el movimiento del feto se siente muy levemente; más tarde, se vuelve más pronunciado y podemos sentir al feto dar patadas.

El sexo del bebé por nacer queda determinado por el espermatozoide al momento de la fertilización. Durante las primeras ocho semanas la apariencia del embrión es la misma, sea éste femenino o masculino. Después de ocho semanas los órganos sexuales femeninos/masculinos comienzan a formarse.

22. El desarrollo del embarazo

Es posible que usted comience a sentir el movimiento del feto a eso de los cuatro meses. Algunos fetos se mueven con frecuencia y son muy activos dentro de su saco lleno de fluido amniótico. Este saco está dentro del útero y protege al feto de golpes.

Hacia el final del embarazo, es posible que usted encuentre difícil el doblarse o moverse con ligereza. Todo el cuerpo se siente pesado y fuera de balance. También es posible que encuentre que debe orinar más frecuentemente, esto se debe a que el feto es de gran tamaño y ejerce presión sobre la vejiga. También ejerce presión en los pulmones y es posible que usted se sienta con falta de aire.

Para determinar la fecha probable del nacimiento del bebé, cuente tres meses hacia atrás desde el primer día de su último ciclo menstrual y sume a esto un año y siete días. Por ejemplo, si su última menstruación comenzó en el 8 de enero, usted puede esperar dar a luz a mediados de octubre. El periodo de gestación es de 280 días o 40 semanas desde la fecha de su última menstruación, pero cualquier cosa que pase entre las 37 y 42 semanas es normal. Si usted siente dolores de parto antes de las 37 semanas o si su embarazo continúo después de las 42 semanas, usted deberá buscar ayuda médica pronto.

23. Justo antes del parto

A los nueve meses el feto pesa aproximadamente un promedio de siete a ocho libras (3–4 kg. aproximadamente). Algunos bebés cuando nacen pesan tanto como once libras (5 kg. más o menos).

Lo que era solo una célula al momento de la fertilización se ha convertido en 200 billones de células cuando el bebé esta listo para nacer.

Durante el último mes antes del parto el feto está completamente desarrollado y aumenta de peso, también desarrolla una capa de grasa. En la ilustración N° 23 usted puede ver el cordón umbilical conectado a la placenta y cómo el feto cabe en un espacio muy reducido, llenando la mayor parte del útero, con muy poco espacio para moverse. La cerviz, la abertura del útero a la vagina, todavía permanece completamente cerrada. La posición aquí demostrada del feto con la cabeza hacia abajo es la más frecuente al nacer. Anterior a esto es posible que el feto se haya encontrado cabeza—arriba, o haya asumido diversas posiciones moviéndose frecuentemente. Durante las últimas semanas el feto con mayor frecuencia adopta la posición cabeza—abajo y ésta es la mejor posición para el parto para ambos la madre y el niño. Partos en los cuales el bebé se presenta en otras posiciones pueden necesitar asistencia especial y deberán darse en el hospital.

Su cuerpo sabe cuando el bebé está listo para nacer y preparado para vivir fuera del útero. El bebé permanece atado al cordón umbilical, el cual le suple todo lo que necesita, al igual que elimina todos los residuos, hasta después de que ha sido completado el parto. Sólo cuando el bebé está fuera de la matriz y puede respirar por sí solo, se hace innecesario el cordón umbilical.

24. El comienzo del parto

Antes de nacer, el bebé se mueve hacia abajo en el interior del útero, cabeza—abajo, contra la cerviz, el cuello del útero. En algunas ocasiones, el saco o la bolsa que contiene el feto y el fluido en el cual éste ha crecido por nueve meses, se rompe primero, y parte del fluido sale por la vagina. Pronto después comienzan los dolores de parto. Algunas veces los dolores de parto, comenzando con dolor de espalda y seguido por contracciones, comienzan antes de romper aguas y de que el fluido en el cual el bebé se ha desarrollado haya salido. El comienzo del parto es diferente para cada mujer y en cada embarazo.

¿Qué causa los dolores de parto? El útero es un músculo fuerte, capaz de sostener al bebé; éste se contrae para empujar el bebé hacia afuera. Cuando llega el momento de nacer, el cuello del útero (la cerviz) debe abrirse para permitir que el bebé salga. Esta es la primera etapa del parto. Las contracciones del útero son involuntarias; esto quiere decir que no podemos controlarlas, comenzarlas o hacerlas cesar. Comienzan espontáneamente, cuando su bebé esta listo. A pesar de que algunas personas alegan que el parto puede ser "provocado" (comenzado artificialmente) bajo ciertas condiciones, otras personas opinan que es mejor esperar a que el parto comience naturalmente, y que nuestros cuerpos son el mejor indicador.

Al principio, las contracciones que abren la cerviz y empujan al bebé hacia la vagina ocurren bastante apartadas, hasta cada media hora. Estas se vuelven más frecuentes hasta que ocurren cada dos minutos y pueden causar gran dolor.

25. El proceso del parto

Usted puede ayudarse y asistir en el parto respirando profundamente y con lentitud durante las contracciones. Esto le ayudará a relajar sus músculos. Si usted tiene conocimientos de lo que está ocurriendo no necesita temer. El temor causa tensión en su cuerpo. También existen drogas contra el dolor que pueden ser usadas sin peligro. Discuta esto con la persona (partera o médico) que la atenderá durante el parto para averiguar lo que se encuentra a su disposición donde usted vive, y para saber que drogas pueden usarse sin peligro, para usted o el bebé.

Los cursos de preparación para el parto ofrecidos a padres futuros enseñan ejercicios especiales y patrones de respiración como parte de la preparación para un parto sin peligro. En estos cursos le explican lo que está ocurriendo en el cuerpo de la mujer antes, durante y después del parto. Si donde usted vive no existen cursos de preparación para el parto, puede que usted desee formar un grupo y encontrar un instructor, y/o solicitar ayuda de alguna institución para organizar dicho curso.

La posición para el parto mostrada en la ilustración N° 25 y en las que le siguen, es la de la madre reclinada sobre un soporte para permitirle empujar al bebé hacia abajo con el peso del bebé ayudando en el alumbramiento. Esta es una posición cómoda para la mayoría de las mujeres y puede ser arreglada en una cama, o un área especialmente preparada para este propósito sobre una estera o en el piso.

Durante la primera etapa del parto, el útero empuja al bebé hacia abajo contra la cerviz (el cuello de la matriz), la abertura pequeña del útero a la vagina. Con cada contracción esta abertura aumenta en tamaño hasta que la cerviz queda abierta o dilatada por completo, para permitir la salida del bebé. Esto tarda a veces muchas horas de parto. Con el primer bebé puede tomar un promedio de 12–14 horas. Con el segundo parto y los que le siguen, el tiempo es mucho más corto.

Las contracciones, que pueden ser bastante dolorosas, pueden comenzar cada media hora y aumentar en frecuencia hasta que ocurren con sólo dos minutos (o menos) de diferencia. El respirar profundamente y con lentitud nos ayuda a soportar el dolor.

Durante la segunda etapa del parto, la etapa activa, el bebé es empujado por la vagina y los genitales externos, la vulva, comienzan a extenderse. Podemos ayudar durante esta segunda etapa del parto empujando fuertemente hacia abajo con cada contracción.

26. El proceso del parto

El mismo proceso del parto mostrado en la ilustración N° 25 es mostrado en la ilustración N° 26. La cabeza del bebé va rotando mientras está siendo empujada hacia afuera, lo cual facilita su salida, especialmente ya que tiene que atravesar la abertura estrecha de la vagina. La superficie exterior tiene que extenderse grandemente para permitir la salida del bebé. A esto se le llama coronamiento. El bebé literalmente da vueltas mientras atraviesa la vagina, y es empujado hacia afuera a través de las elásticas hendiduras de la vulva.

Los huesos de la cabeza del bebé no están completamente endurecidos, así que pueden acomodarse al pasaje estrecho que debe atravesar. Una vez que ha salido la cabeza, los hombros y el resto del cuerpo siguen muy rápidamente a través de los tejidos suaves y resbaladizos de la vulva.

El perinéo, el tejido y los músculos que rodean las aberturas de la vagina y el ano necesitan ser elástico y ceder con cada empuje. Si el tejido exterior no puede estirar bastantes, puede rasgarse — esto es doloroso y se debe cerrar con puntadas. Para evitar rasgar el perinéo, usted no debe empujar demasiado durante el coronamiento. La cabeza del bebé, la cual todavía es blanda, también puede sufrir daño. Para prevenir eso, un corte llamado una episiotomía se hace en el perinéo, para dejar salir la cabeza del bebé más rápidamente. Sin embargo, dicho corte debe ser cerrado con puntos y esto puede causar problemas en futuros partos. Puede que sea preferible tomar más tiempo para permitir que la cabeza del bebé salga más lentamente. En un parto normal y bien manejado, no debería ocurrir desgarre o episiotomía a menos que el bebé sea muy grande.

El peso promedio de un recién nacido es de aproximadamente siete libras (3,18 kg.) y la altura promedio es de aproximadamente 20 pulgadas (50,8 cm). Hay muchas variaciones de este promedio; esto depende de los padres, el grupo étnico, si el bebé nació prematuramente o tardío, factores ambientales, la salud y nutrición de la madre, y más.

27. Posiciones de las madres para dar a luz

Las mujeres alrededor del mundo dan a luz en posiciones diversas (ilustración N° 27). Entre contracción y contracción, una mujer puede levantarse, caminar, comer o tomar algo y hablar con la partera, su esposo o compañero o su madre, quienes están presentes para alentarla y darle apoyo durante el parto. Muchos hospitales le permiten al futuro papá, a la familia o amistades quedarse con una mujer que está por dar a luz, ya que es una ocasión en la cual la mujer tiene más necesidad de ayuda. Usted deberá encontrar una partera o un doctor y un hospital que provean lo que usted desea, y hacer los arreglos con anticipación.

Es muy fácil de ver que, si usted está sentada o acostada con su espalda reclinada sobre un soporte, o si esta de gatas, el peso del bebé ayuda a las contracciones del útero a empujar al bebé hacia afuera. El acostarse boca arriba con las piernas hacia arriba es todavía la posición requerida en muchos hospitales (llamada la posición de litotomía) pero hace que el parto sea más difícil y doloroso, y puede ser peligroso para el bebé por que en esa posición nuestros cuerpos deben empujar el bebé hacia arriba, en lugar de hacia abajo.

El parto es una tarea difícil. Es una de las labores más difíciles y extenuantes que hay. Durante las horas a menudo largas del parto, una futura madre necesita atención individual, apoyo y cuidado más que en cualquier otro momento.

28. El parto

Los tejidos y los músculos de la vulva son capaces de extenderse para permitir la salida gradual de la cabeza del bebé. Una partera/enfermera entrenada deberá ayudarle durante el parto y el alumbramiento. Un doctor deberá estar disponible en caso de que se presente cualquier problema. Su esposo/compañero, madre o un amigo puede servir de mucho apoyo durante las largas horas del parto.

La mayor parte de los bebés nacen de cabeza. El proceso normal del parto toma tiempo y se debe alentar a la madre en su labor ardua: no debe haber interferencia y no se debe jalar al bebé. Una episiotomía o corte en el perineo para permitir la salida de la cabeza del bebé no debe ser hecha a menos que sea absolutamente necesaria.

El bebé comienza a respirar y a llorar en seguida. El moco debe ser removida de su nariz y boca inmediatamente. Si el bebé no respira, la respiración boca a boca debe comenzarse al instante, o el bebé puede morir o sufrir daño cerebral por la falta de oxígeno.

Al nacer, a menudo el bebé está parcialmente cubierto por una sustancia blanca y grasosa llamada vernix, la cual no es necesario remover. El bebé, tan pronto como nace, debe ser entregado a la madre para que ella lo sostenga en sus brazos o colocado en el abdomen de la madre donde estará tibio y seguro.

El nacer es una experiencia difícil para el bebé, quien es empujado con fuerza a través de algunos espacios muy estrechos. Esto también significa que el bebé tiene que adaptarse inmediatamente a un medio ambiente completamente nuevo: ¡Su vida depende de ello! Por lo tanto, el recién nacido debe ser tratado con gentileza y un cuidado amoroso.

29. Cuidado inmediato del recién nacido

El bebé debe comenzar a respirar y a llorar tan pronto como nace. Tanto la nariz como la boca deben ser despejadas de moco inmediatamente; si el bebé no respira, se debe comenzar la respiración boca a boca inmediatamente.

El bebé debe ser entregado a la madre en seguida para que ella lo coloque piel con piel en abdomen o en el pecho. El bebé usualmente está alerta y despierto y debe amamantar/tomar pecho en la primera hora de vida.La primera leche, el calostro, es el líquido más saludable que el bebé puede comer. Si el bebé y la madre están saludables no hay necesidad de separarlos para hacer las pruebas del hospital o para poner el bebé debajo de las luces para calentarlo. El pecho de la madre va a mantener el bebé tibio. El cordón umbilicalse puede corta cuando el bebé esté en el pecho de la madre, y cuando el cordón ha cesado de pulsar y se ha vuelto mucho más delgado y pálido.

El cordón umbilical deberá ser atado en dos lugares, uno de estos cercano al bebé. Entonces, es cortado entre las dos ataduras con una navaja o unas tijeras esterilizadas que han sido hervidas en agua por 15 minutos. Un antiséptico, tal como alcohol, deberá ser untado al ombligo, luego el ombligo deberá mantenerse seco y limpio; se caerá en unos pocos días.

30. La expulsión de las secundinas/ placenta

Después de nacer el bebé, el útero se contrae para empujar la placenta hacia afuera. Por lo general, esto sucede aproximadamente diez minutos después de nacer el bebé, o aún más tarde. La placenta nunca se debe sacar por la fuerza. El masajear el abdomen ligeramente puede separar la placenta. Después de esto el útero se contrae otra vez fuertemente, y se retracta.

El bebé deberá ser entregado a la madre al momento después de nacer. Cuando la criatura toma el pecho, esto provoca contracciones que ayudan a expulsar a la placenta. El amamantamiento le dará al infante la protección necesaria para combatir infecciones, como tambien nutrición de la primera leche, el "calostro". Además, permitir al bebé amamantar estimula la producción de leche. Es importante para la madre el lactar y sostener al recién nacido en sus brazos para establecer los vínculos amorosos entre madre y niño que perdurarán a lo largo de la vida.

Es normal el sangrar durante y después del parto. Con buen cuidado, descanso y alimentos nutritivos, la sangre que perdemos pronto será reemplazada sin causar daño a nuestros cuerpos. Pero, si la pérdida de sangre es copiosa (más de dos tazas) o no para, deberá buscar ayuda médica de una vez, si el parto ha tomado lugar en su hogar. Después del parto es de suma importancia obtener completo reposo por varios días. Siempre existe el peligro de que comience una hemorragia, en cuyo caso, ayuda médica inmediata es necesaria. Usted deberá esperar por lo menos una semana antes de resumir sus actividades normales. Pero, es provechoso el levantarse y caminar un poco, poco tiempo después de un parto normal.

31. Lactando a su bebé

La primera leche, el calostro, es extremadamente importante para la salud del bebé. Usualmente la madre y el bebé están despiertos después del parto, y el bebe puede amamantar/tomar pecho bien durante la primera hora de vida. El alimentar temprano ayuda a la estimulación del suministro de la leche. La madre y el bebé se sentirán cansados y van a dormir por 8 o 10 horas. Después de esto, el bebé deberá amamantar/tomar pecho de 8 a 12 veces en 24 horas. En algunas culturas el bebé está más apegado al seno y se amamanta/toma pecho más a menudo que esto. Mientras más amamante el bebé, más leche producirán los senos. La leche materna no es solo el alimento más nutritivo para un bebé, sino que también contienemuchos anticuerpos importantes que protegen al bebé contra toda clase de enfermedades. El amamantar también ayuda a que el útero se contraiga y vuelva a su tamaño normal.

El amamantar/dar pecho no debe doler. Es importante que el bebé se pegue bien al seno con la boca bien abierta, para que la presión que el bebé haga al succionar quede en el seno y no en el pezón. Si al amamantar le duele mucho, despegue el bebé y vuelva a pegarlo asegurándose de que la boca esté bien abierta cuando el bebé se pegue. Si usted toca las mejillas del bebé con el pezón, el bebé abrirá la boca y buscará el pezón. Después de unos días del nacimiento del bebé, sus senos van a comenzar a sentirse más llenos y va a producir mucha más leche. Todos los bebés pierden peso en los primeros días, pero deben ganar el peso que tenían al nacer a la segunda semana de vida. Durante los primeros días, el bebé debe evacuar (la popó) 2 a 3 veces al día y debe cambiar de negra y pegajosa a amarilla y líquida. La popó líquida es normal en un bebé que esta siendo amamantado, y no es un signo de diarrea.

La Organización Mundial de la Salud determinó que mientras el bebé tenga acceso al seno, usted no necesita darle agua, té, comida sólida u otra clase de leche por los primeros 6 meses.

Hay algunos riesgos a la salud relacionados con darle al bebé otras cosas que no sean la leche del seno durante los primeros 6 meses de vida. Como alternativa a la leche materna, la fórmula infantil es lo más seguro, por que es más nutritiva y completa que la leche de animal. Pero la fórmula infantil no protege al bebé contra las infecciones. En países donde el agua limpia, la refrigeración y la esterilización no están disponibles, cualquier clase de alimentación que no sea la leche del seno, conlleva un riesgo grande de enfermarse el bebé. Infantes que no obtienen leche del seno son más propensos a morirse durante el primer año de vida que los que son amamantados.

32. La alimentación de la madre y del bebé

Usted no necesita una dieta especial para producir una leche buena, aunque necesita comer bien y tomar suficiente líquidos ya que usted se está alimentando a sí misma y al bebé. Necesitamos comer con regularidad de todos los grupos alimenticios básicos mostrados en la ilustración N° 32: carne, pescado, productos lácteos y habichuelas o frijoles para obtener proteína; cereales y granos, pan, arroz, maíz, vegetales y frutas. Usted regularmente se sentirá sedienta cuando este amamantando. Tome más líquidos—pero no necesita tomar leche para producir leche. (¡Las vacas y otros animales que amamantan no toman leche para producir leche!)

33. Posiciones poco usuales del bebé y partos múltiples

No todos los bebés nacen presentando la cabeza primero, con la cara mirando hacia la parte de atrás de la madre, aunque esta es la posición más frecuente. Todas las posiciones mostradas en la ilustración N° 33 son poco usuales. La posición del bebé de lado (transversa) es la que presenta mayor dificultad en el parto.

Un bebé puede nacer de pies, lo cual se llama presentación pélvica. Si los pies salen primero y la cabeza toma mucho tiempo en nacer, el bebé podría ser deprivado de oxígeno, lo cual puede causar daño al cerebro. Todas las posiciones fuera de lo normal hacen el parto más difícil y peligroso tanto para la madre como para el niño. Deben tomar precauciones especiales en estos casos, especialmente si el bebé se presenta de lado (transverso). Puede que sea necesario llevar a cabo una cesárea: esto significa que el bebé nace a través de una incisión en la cavidad abdominal y el útero. Esta es una operación que debe ser practicada en el hospital con anestesia.

Los gemelos idénticos ocurren si un solo óvulo, fertilizado por un solo espermatozoide, se divide: comparten la misma placenta. Los mellizos también pueden desarrollarse de los óvulos separados fertilizados por dos espermatozoides; cada cual tiene su propia placenta, y pueden ser de diferente sexo y no ser idénticos en apariencia.

Los gemelos ocurren en uno de cada 87 embarazos. Es mucho más raro que nazcan tripletos o cuadruples. Al igual que los mellizos, estos pueden resultar de un óvulo que se divide, o bien de varios óvulos que salen del ovario al mismo tiempo y son fertilizados por varios espermatozoides. Por lo general se descubre la presencia de los mellizos o partos múltiples antes del parto debido al tamaño del abdomen. Pero, a veces, vienen de sorpresa. En el caso de mellizos o partos múltiples, es necesario tomar un cuidado especial de la madre.

34. Planificación familiar/anticonceptivos

Después de tener un bebé saludable su cuerpo necesita descanso. Usted deberá esperar por lo menos dos años antes de tener otro bebé. Usted y sus niños serán más saludables y más fuertes y usted tendrá una familia más feliz, si planea sus embarazos. También puede que usted decida no tener más niños. Hay muchas maneras para protegerse de quedar embarazada. Varios métodos para prevenir el embarazo están disponibles para hombres y mujeres, y éstos pueden ser utilizados por usted o su esposo o compañero, dependiendo de sus preferencias y de su modo de vida. Los contraceptivos usados más frecuentemente son la "píldora", la cual previene la ovulación, y el DUI (dispositivo intrauterino), el cual debe ser insertado en el útero por una enfermera/partera o médico. Un diafragma puede ser insertado en la vagina por usted misma antes del coito; éste cierra la entrada al útero. Para obtener el tamaño correcto, usted necesita medirse en una clínica. También hay varias espumas y cremas que actúan contra los espermatozoides y son insertadas en la vagina antes del coito.

El mejor contraceptivo masculino es el condón. El condón cubre al pene durante el coito y previene que el semen entre en la vagina. Es efectivo, fácil de utilizar y no causa efectos adversos, y ayuda a prevenir la transmisión de infecciones de transmisión sexual como el VIH.

Cuando usted y su esposo/compañero hayan completado su familia, también se encuentran disponibles métodos permanentes de prevenir el embarazo tanto para el hombre como para la mujer. Estos métodos son: la vasectomía para el hombre y una operación quirúrgica en la cual se cortan las trompas de Falopio (la esterilización) para la mujer.

Es muy importante que usted obtenga información exacta acerca del uso y los efectos de los anticonceptivos. Algunos pueden causar síntomas adversos en su cuerpo. Cada una de nosotras es diferente. Usted necesita encontrar lo que es más conveniente. So no son utilizados correctamente de acuerdo a las instrucciones, los anticonceptivos no prevendrán el embarazo. Pregunte en una clínica de planificación familiar.

EL LIBRO DE ILUSTRACIONES DEL PARTO

GLOSARIO

A

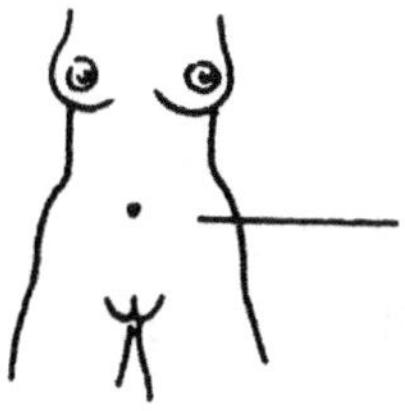

ABDOMEN / PELVIS
El área entre el pecho y las piernas que contiene los órganos genitales.

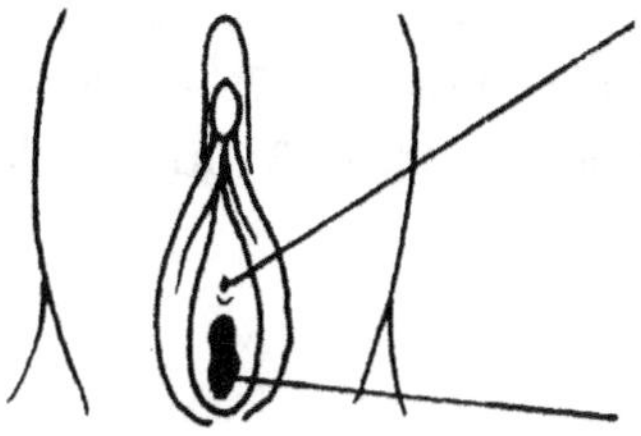

ABERTURA URINARIA / MEATO URETRAL
Abertura del conducto que va a la vejiga para eliminar la orina.

ABERTURA VAGINAL
Abertura de la vagina; se encuentra entre el ano y la abertura uretral.

B

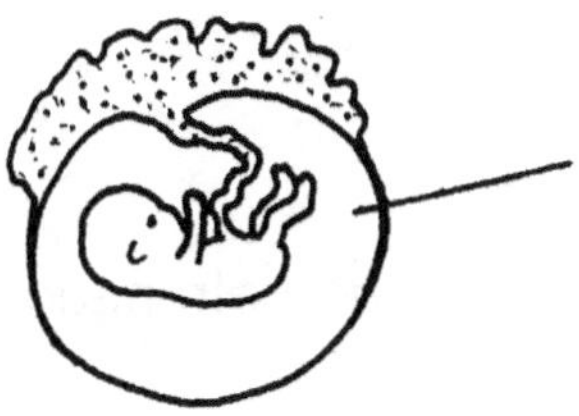

BOLSA AMNIOTICA
La bolsa dentro de la cual crece el embrión/feto rodeado por el fluido amniótico. Se desarrolla en el interior del útero, de la cubierta original del óvulo.

C

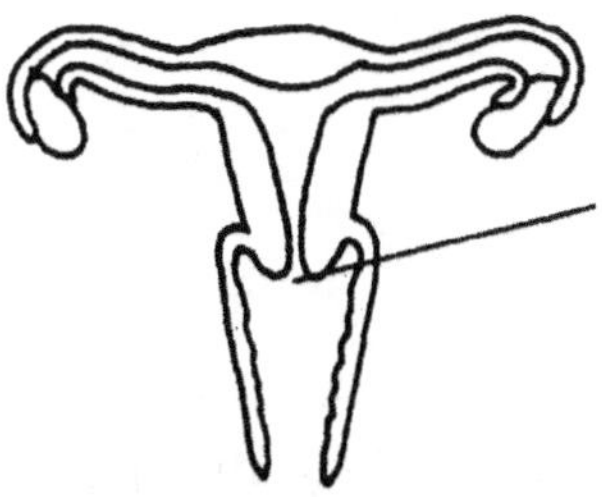

CERVIZ
La pequeña abertura del útero (matriz) a la vagina.

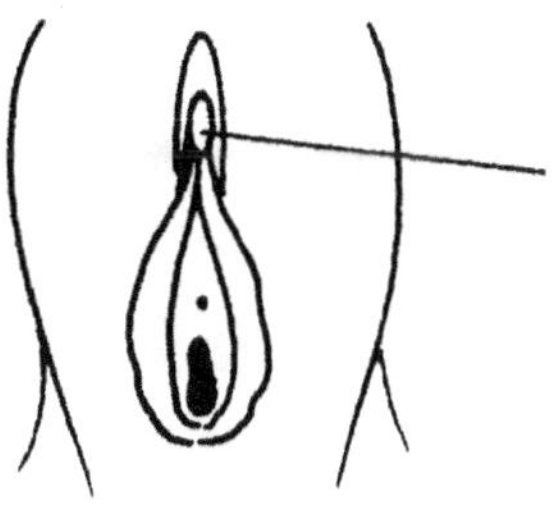

CLITORIS
El órgano más sensible del cuerpo de la mujer, localizado en frente de la abertura vaginal. El centro nervioso femenino semejante al pene en los hombres.

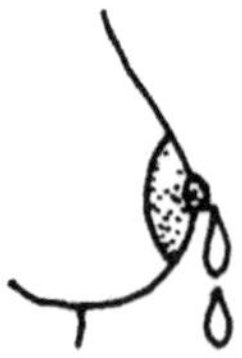

CALOSTRO
El liquido claro que sale de los pezones después del nacimiento de un bebé y antes de comenzar a producir leche materna.

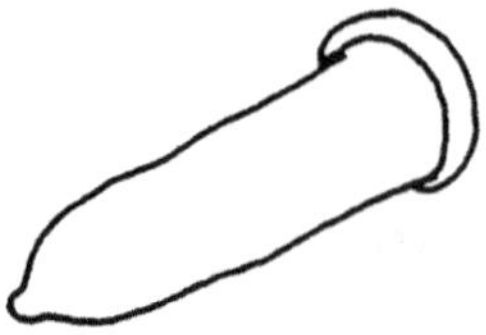

CONDON
Una cubierta de goma que cubre el pene durante el coito para impedir que los espermatozoides penetren la vagina y el útero. Previene el embarazo tanto como el VIH y otras infecciones de transmisión sexual.

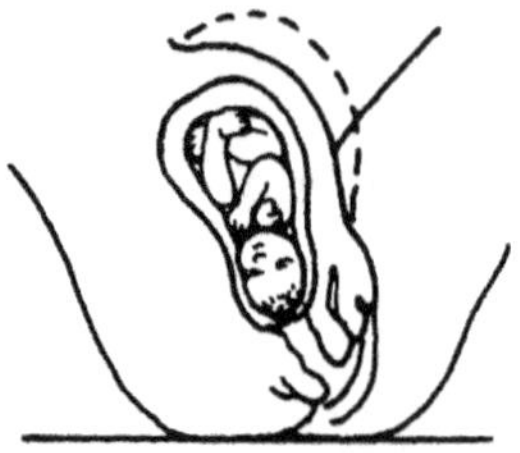

CONTRACCIONES DEL UTERO
Dolores a intervalos regulares que comienzan el proceso del parto. Las contracciones del útero por lo general comienzan cada media hora. Cuando ocurren cada dos minutos, el alumbramiento está a punto de comenzar.

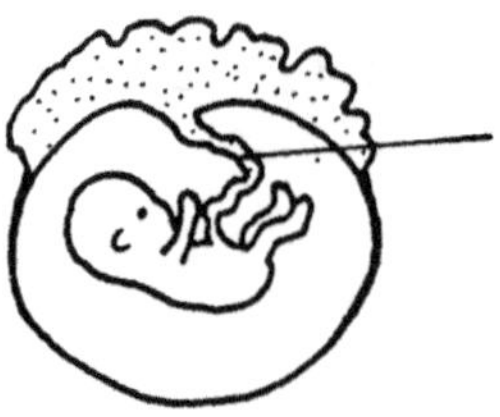

CORDON UMBILICAL
Un tubo formado por tejidos a través del cual fluyen todos los alimentos y los residuos de la placenta al feto, y viceversa. El cordón que sostiene la vida del feto.

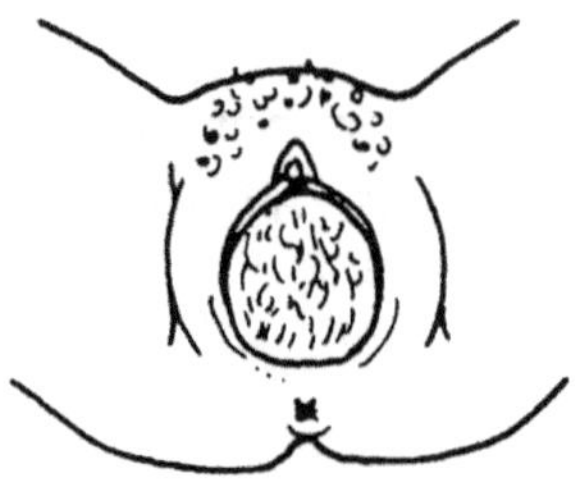

CORONAMIENTO
El momento en que las hendiduras de la vulva se extienden alrededor de la cabeza del bebé, justo antes de salir la cabeza.

D

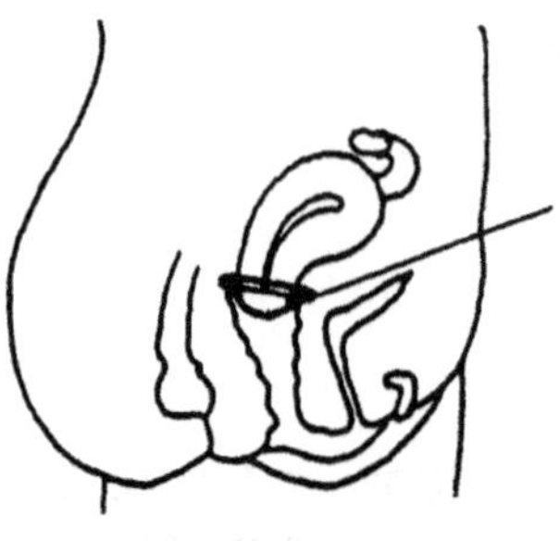

DIAFRAGMA
Copa de goma que cubre el cuello del útero (cerviz) y previene el embarazo.

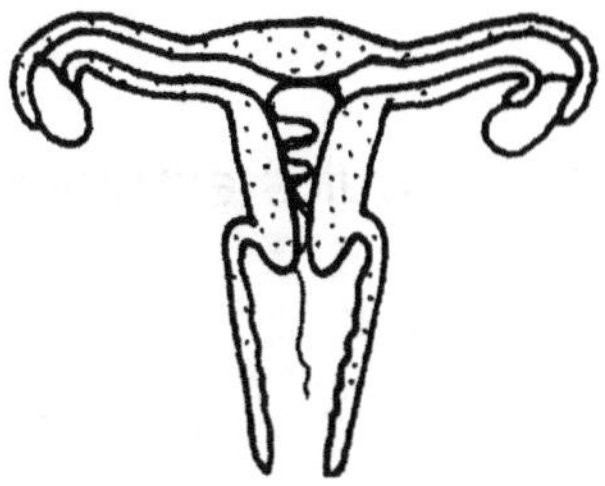

DISPOSITIVO INTRAUTERINO (IUD)

Un espiral plástico dispositivo insertado en el útero cuyo propósito es prevenir el embarazo.

E

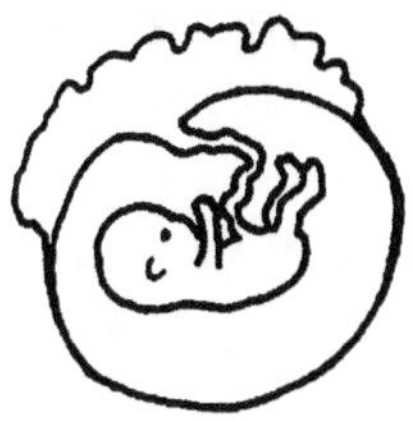

EMBRION

Las primeras etapas del desarrollo de cualquier organismo. En la anatomía humana el término es aplicado al óvulo en desarrollo durante los primeros dos meses, o hasta que muestra características humanas.

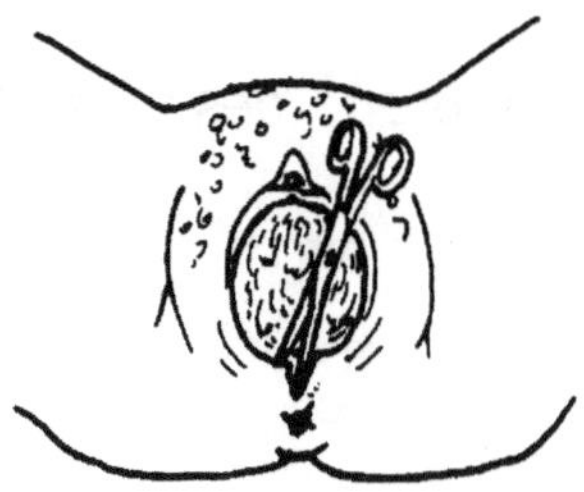

EPISIOTOMIA

Incisión hecha en el perineo, el tejido que rodea la abertura vaginal, para permitir la salida de la cabeza del bebé, cuando la abertura no puede extenderse lo suficiente.

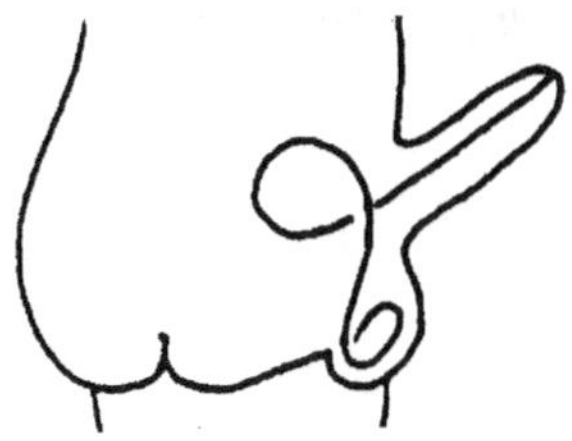

ERECCION

El pene agrandado y rígido, levantándose del cuerpo. La erección es el resultado de la excitación sexual.

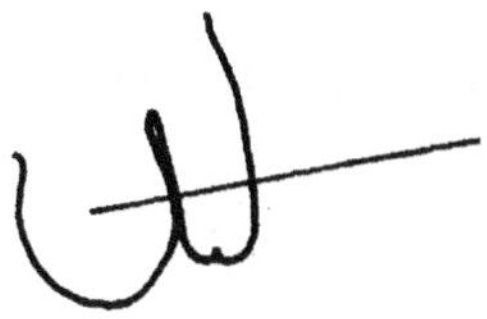

ESCROTO

Saco protector que contiene los dos testículos del hombre. (Véase testículos)

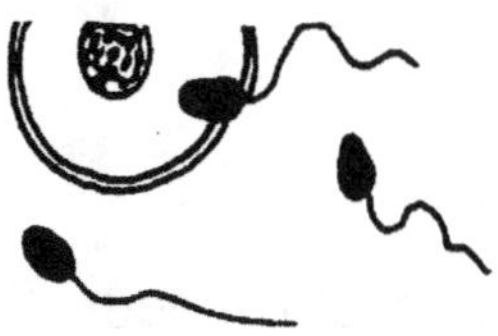

ESPERMATOZOIDES

La semilla masculina producida en el interior de los testículos y que es necesaria para fertilizar un huevo. Consiste en una cabeza o núcleo y un rabo.

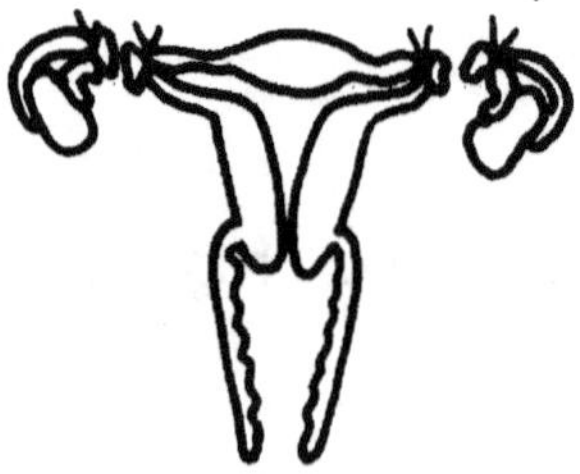

ESTERILIZACION: FEMENINA

El corte de las trompas de Falopio para evitar que los óvulos entren al útero.

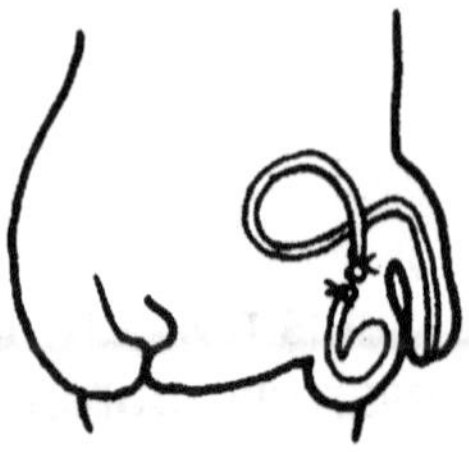

ESTERILIZACION: MASCULINA

Vasectomía: El corte del conducto deferens, a través del cual los espermatozoides llegan al pene, para que no puedan ser eyaculados.

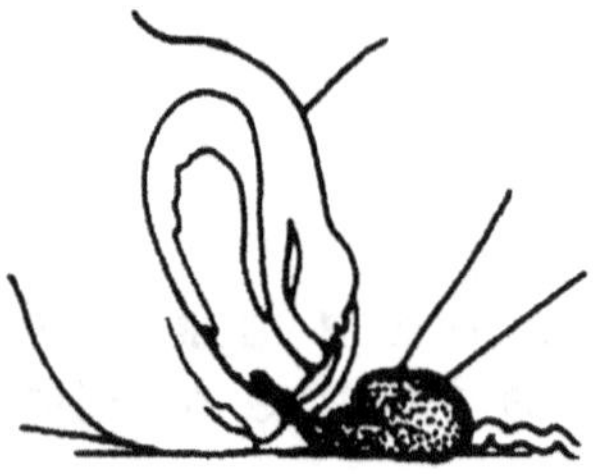

EXPULSION DE LAS SECUNDINAS

La expulsión de la placenta y los contenidos del útero después del nacimiento del bebé.

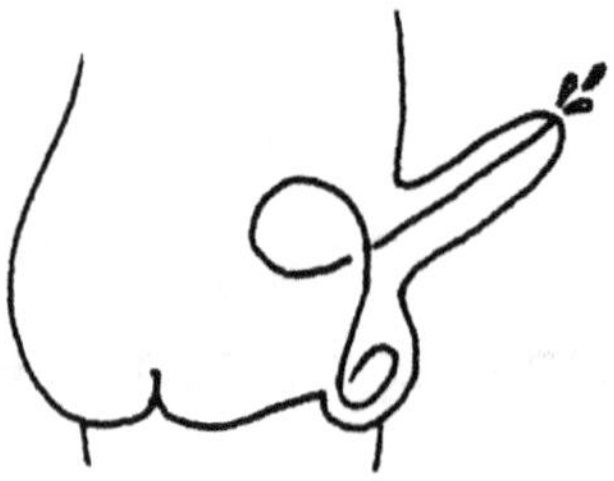

EYACULACION

La expulsión por el pene de los espermatozoides, contenidos en un líquido llamado semen.

F

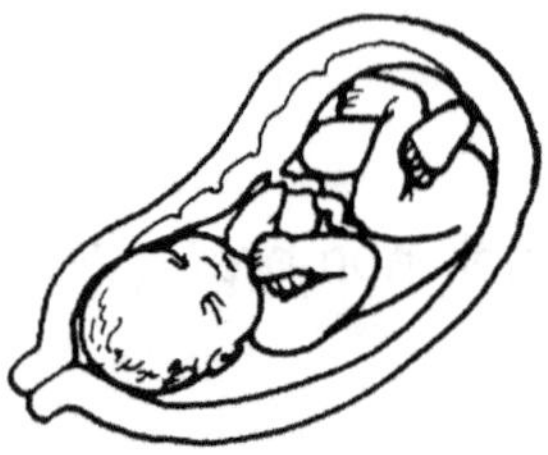

FETO

Un bebé por nacer en el interior del útero. Este término es utilizado después del tercer mes de embarazo.

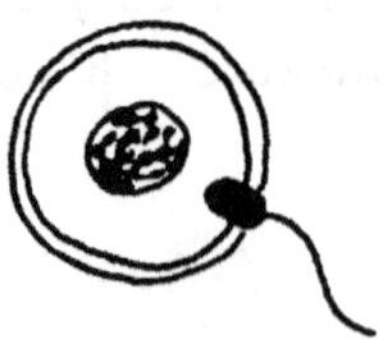

FERTILIZACION

Toma lugar cuando un espermatozoide penetra un óvulo maduro y se combina con el mismo. A esto también se le llama "embarazar".

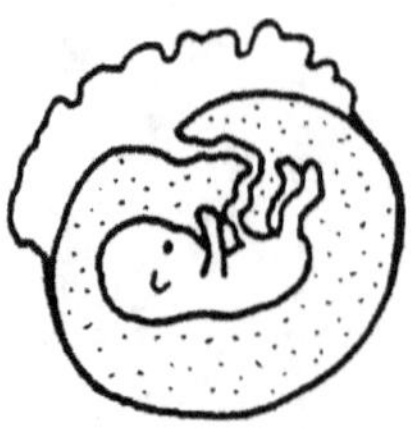

FLUIDO AMNIOTICO

El liquido que rodea al bebé en el interior de la bolsa amniótica.

G

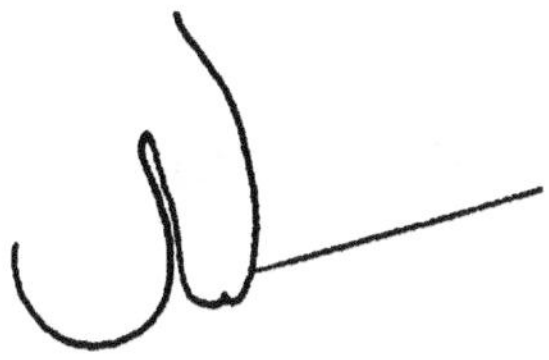

GLANDE
La extremidad redonda del pene, la cual es muy sensible al tacto y tiene muchos nervios, semejante al clítoris en las mujeres.

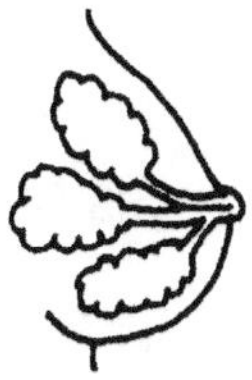

GLANDULA
Un órgano capaz de producir una sustancia: las glándulas mamarias en los senos producen leche.

I

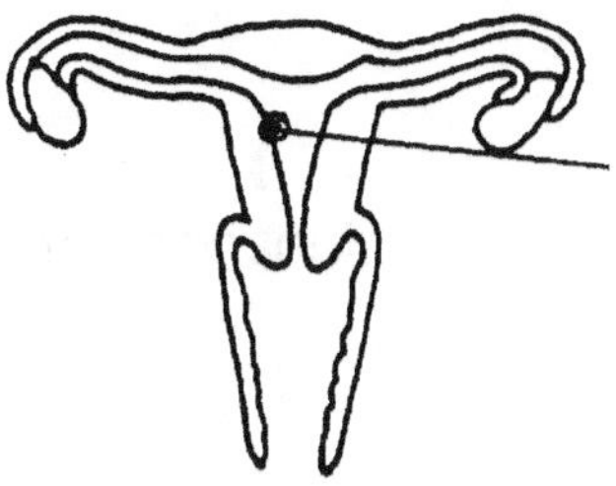

IMPLANTACION
La adherencia del óvulo a la mucosa del útero.

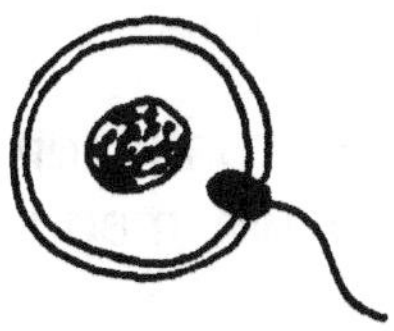

IMPREGNACION / FERTILIZACION (EMBARAZO)
El fertilizar un óvulo maduro por medio de su combinación con un espermatozoide.

L

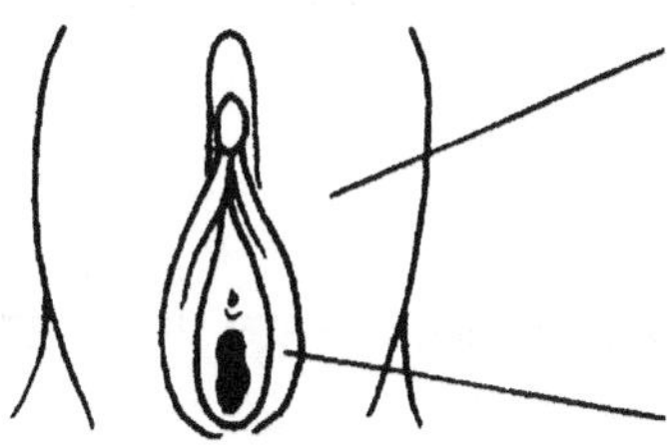

LABIA MAJORA / LABIOS MAYORES
Hendiduras externas que cubren la abertura vaginal y la abertura urinaria.

LABIA MINORA / LABIOS MENORES
Hendiduras internas que cubren la abertura vaginal y la abertura urinaria.

M

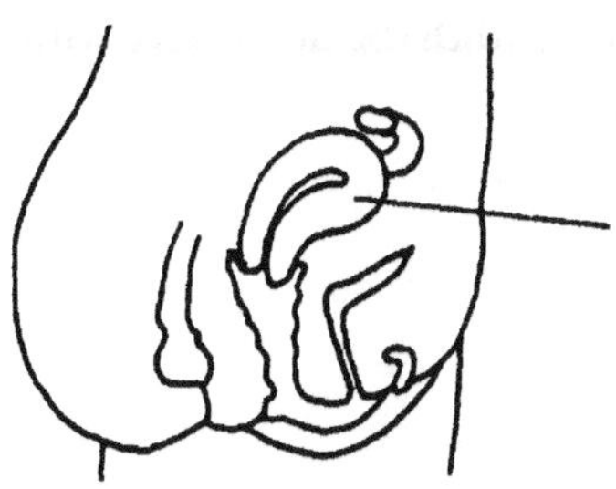

MATRIZ
Músculo ahuecado que contiene al bebé durante su desarrollo (Véase útero).

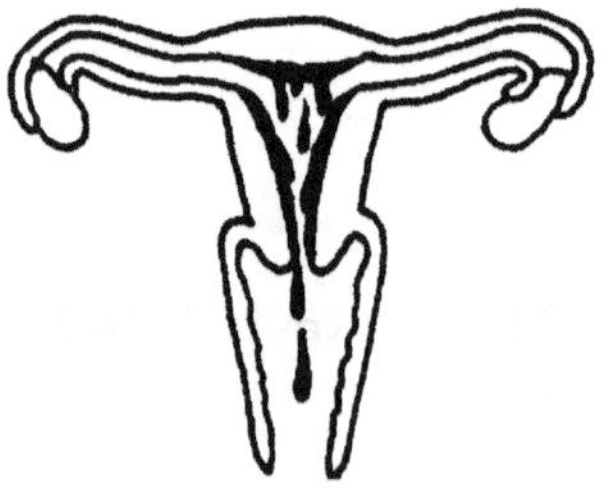

MENSTRUACION
La secreción mensual de la mucosidad del útero teñida de sangre, y que tarda de 4 a 5 días.

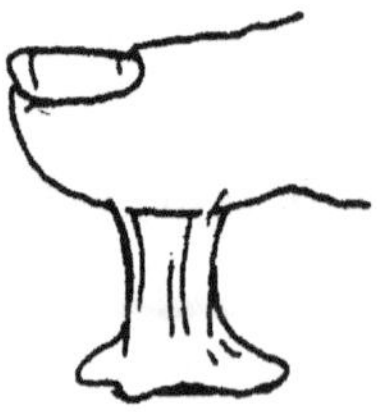

MUCOSIDAD
Sustancia pegajosa, producida por glándulas mucosas, que a veces tapa la nariz y la boca del recién nacido y debe ser removida.

O

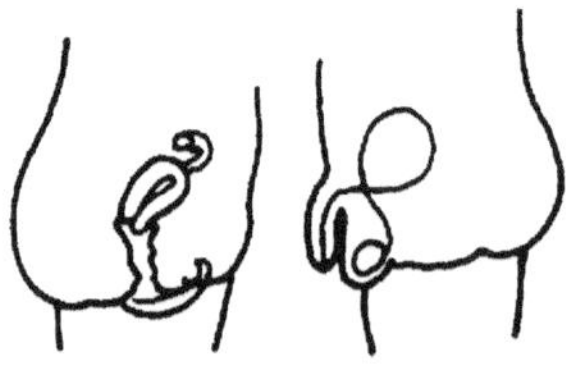

ORGANOS GENITALES
Los órganos femeninos y masculinos directamente relacionados con la reproducción.

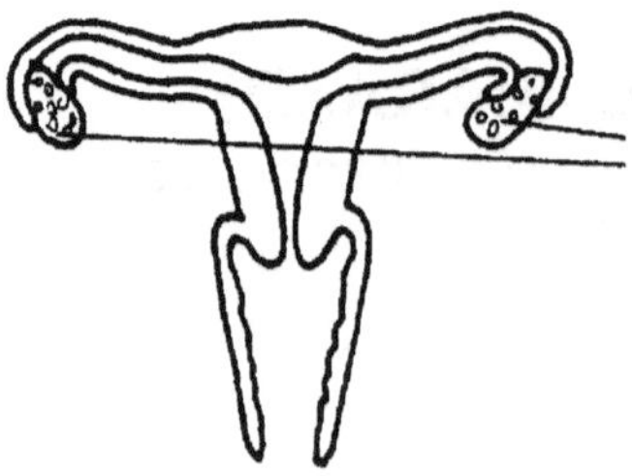

OVARIO
Un par de órganos o glándulas dentro del abdomen, que contienen los óvulos. Después de la pubertad, todos los meses un óvulo madura y desciende del ovario.

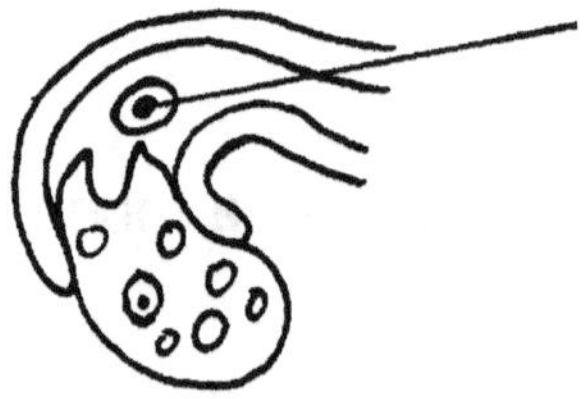

OVULO
Un huevo—la célula de mayor tamaño en nuestro cuerpo, capaz de reproducción cuando se le fertiliza.

OVULACION
El descenso de un óvulo maduro de un ovario (aproximadamente una vez al mes).

P

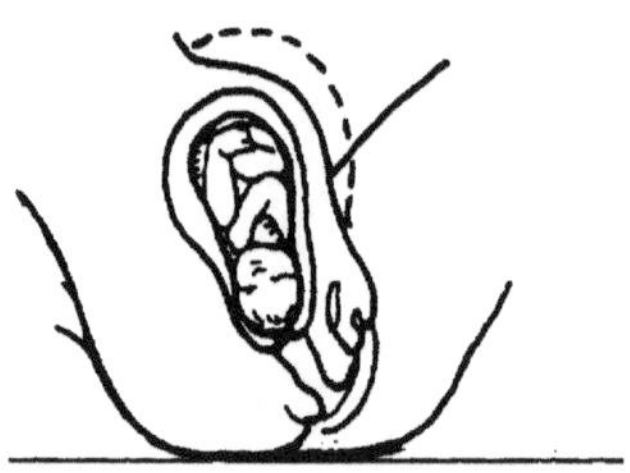

PARTO
El acto de dar a luz. Las contracciones (dolores) regulares del útero que sirven para expulsar al bebé. (Véase contracciones).

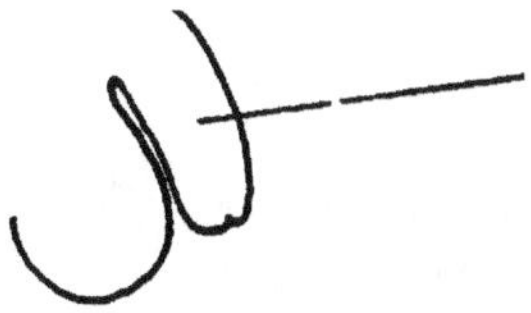

PENE
El órgano masculino en forma de tubo que es usado para la eliminación de la orina, y que eyacula los espermatozoides después de la excitación sexual.

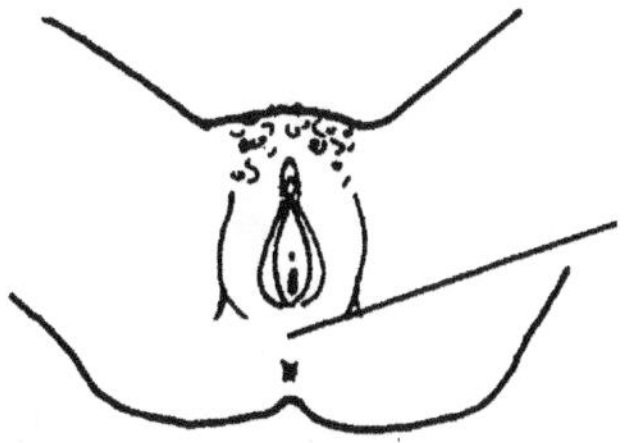

PERINEO
El área de tejidos y músculos que se encuentra entre la abertura vaginal y el ano.

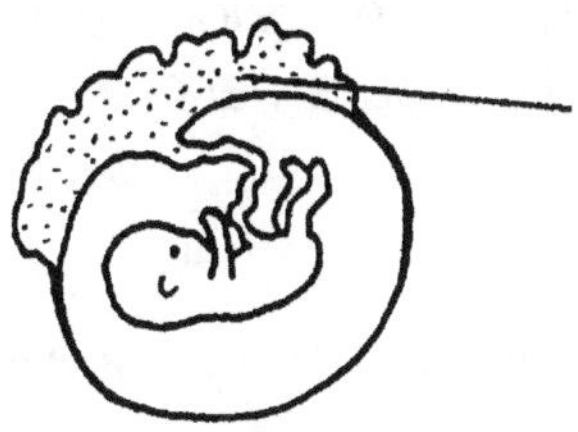

PLACENTA
Un órgano especial que se forma aproximadamente al tercer mes del embarazo. Nuestro cuerpo nutre al feto de alimentos y se libra de residuos a través de la placenta.

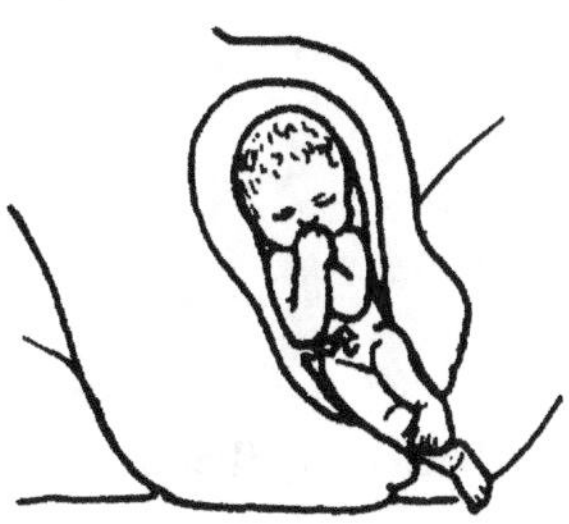

PRESENTACION LATERAL "DE NALGAS"
El parto de un bebé que nace de pies. Requiere asistencia especial.

S

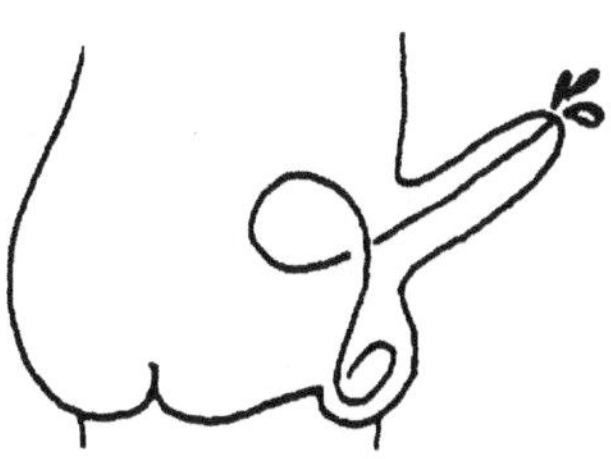

SEMEN
Un líquido lechoso que contiene los espermatozoides y es expulsado por el pene durante la eyaculación. (Véase eyaculación)

T

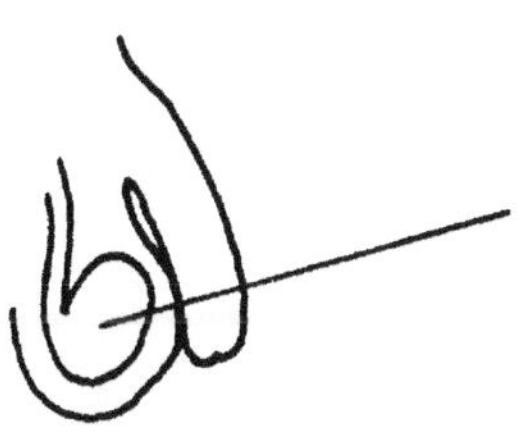

TESTICULOS
Las dos glándulas masculinas que producen los espermatozoides. Se encuentran en el interior del saco protector del escroto.

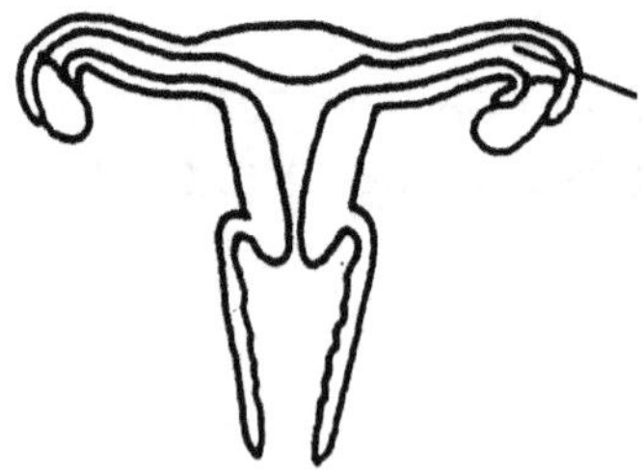

TROMPA DE FALOPIO
Un conducto ahuecado que conecta al útero con el ovario, donde se almacenan los óvulos. Tenemos dos trompas de Falopio, a través de las cuales se transporta un óvulo maduro del ovario al útero, una vez al mes.

U

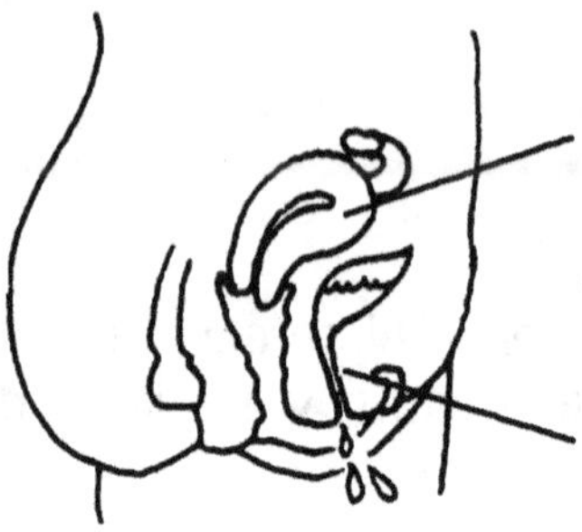

UTERO / MATRIZ
Músculo oblongo, en forma de pera y hueco. El embrión/feto se desarrolla en el interior del útero hasta que está listo para nacer.

URETRA
El conducto que va a la vejiga, a través del cual eliminamos la orina—se encuentra entre la abertura vaginal y el clítoris.

V

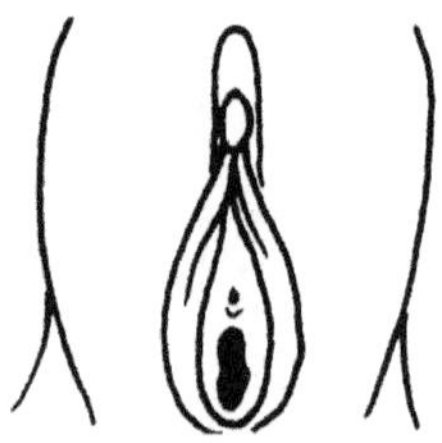

VAGINA
Órgano en forma de tubo y oblongo que sirve de entrada al útero (matriz).

VULVA
Los órganos genitales exteriores de una mujer.

EL LIBRO DE ILUSTRACIONES DEL PARTO

Cómo escoger un método de planificación familiar

Cada uno de los métodos de planificación familiar tiene ventajas y desventajas. Para ayudarle a elegir el mejor método, tal vez sea útil hablar con su pareja, con otras mujeres o con una trabajadora de salud. Al escoger un método de planificación familiar, tal vez quiera tomar en cuenta estas cosas:

- Qué tan eficaz es para evitar el embarazo.
- Qué protección proporciona contra las infecciones de transmisión sexual (ITS).
- Si su pareja está de acuerdo con usar algún método de planificación familiar, o si usted debe ocultárselo.
- Si el método es fácil de obtener y con qué frecuencia debe usarlo.
- Cuánto cuesta.
- Si tiene efectos secundarios.
- Si usted tiene otras preocupaciones y necesidades. Por ejemplo: ¿Está dando el pecho? ¿Ya tiene todos los hijos que quiere tener?

Las personas eligen diferentes métodos según sus propias circunstancias.

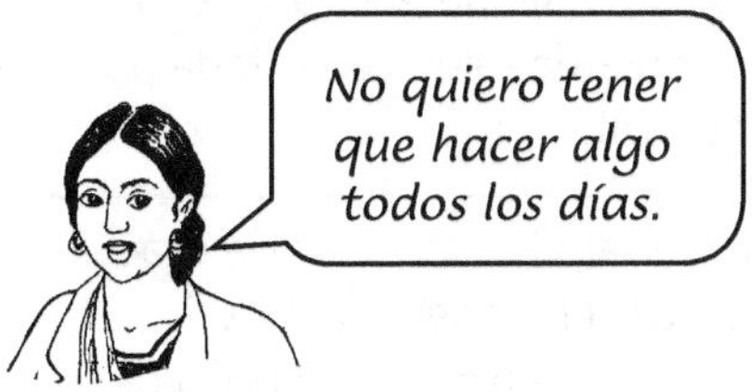
No quiero tener que hacer algo todos los días.

Quizás usted **prefiera**: Implantes, inyecciones, DIU

Quizás debería **evitar**: Píldoras, el conocimiento de la fertilidad

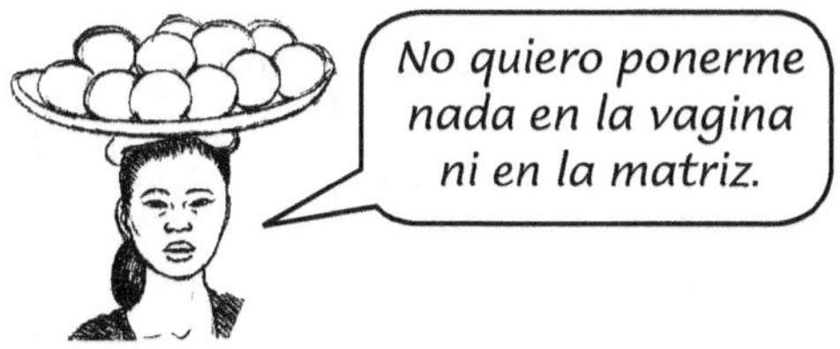
No quiero ponerme nada en la vagina ni en la matriz.

Quizás usted **prefiera**: Píldoras, implantes, el condón para hombre, el conocimiento de la fertilidad

Quizás debería **evitar**: el condón para mujer, DIU

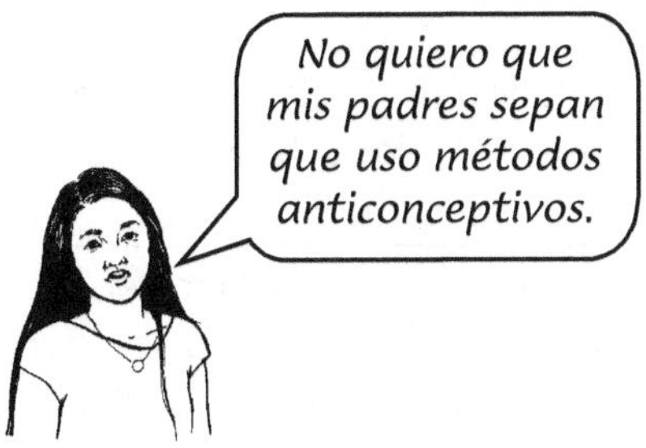
No quiero que mis padres sepan que uso métodos anticonceptivos.

Quizás usted **prefiera**: Inyecciones, condones

Quizás debería **evitar**: Píldoras

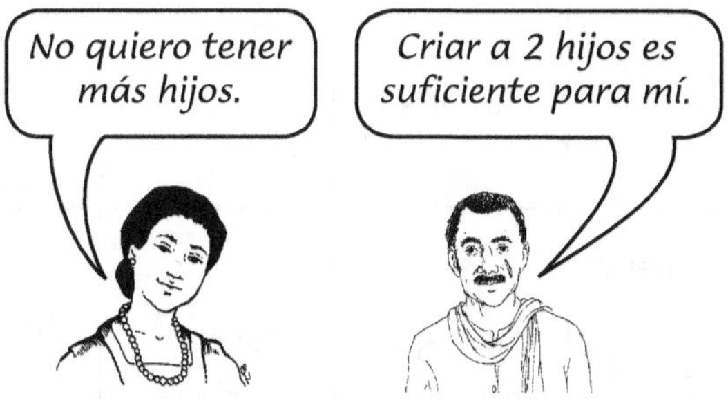
No quiero tener más hijos.
Criar a 2 hijos es suficiente para mí.

Quizás ustedes **prefieran**: Implantes, inyecciones, DIU, esterilización de la mujer o del hombre

Quizás debería **evitar**: El conocimiento de la fertilidad

Método de planificación familiar	Prevención del embarazo	Protección contra las ITS	Frecuencia	Otra información importante
El condón 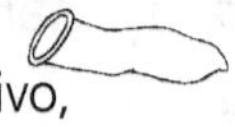 (preservativo, profiláctico, forro)	**Buena**	**La mejor**	Cada vez que tenga relaciones sexuales	Es más eficaz cuando se usa con espermicida y lubricante a base de agua. Debe usar un condón cada vez que tenga relaciones sexuales.
La píldora 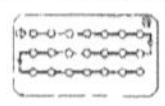 anticonceptiva – píldora combinada	**Muy buena**	Ninguna	Todos los días	Funciona mejor si la toma a la misma hora todos los días. Las mujeres que padecen alguno de los problemas de salud mencionados en la página 12 no deben usar este método.
La píldora anticonceptiva – mini-píldora 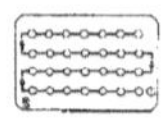	**Muy buena**	Ninguna	Todos los días	Solo funcionará si la toma a la misma hora todos los días. Puede tomarla mientras esté dando el pecho, empezando después de que el bebé cumpla 6 semanas.
Implantes 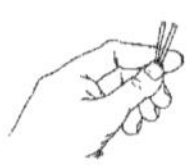	**La mejor**	Ninguna	Cada 3 ó 5 años	Sirve por 3 ó 5 años, según el tipo de implante. Solo una trabajadora de salud capacitada puede poner y quitar un implante.
Inyecciones 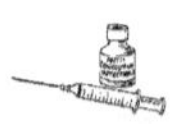	**Muy buena**	Ninguna	Cada 1, 2 ó 3 meses	Tienen que ponerse cada 1, 2 ó 3 meses, según el tipo de inyección.
El DIU 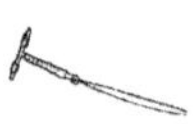	**La mejor**	Ninguna	Cada 5 ó 12 años	Sirve por 5 ó 12 años, según el tipo de DIU. Solo una trabajadora de salud capacitada puede poner y quitar un DIU.
Sacar el pene antes de eyacular 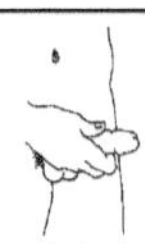 (coito interrumpido)	**Mínima**	Ninguna	Cada vez que tenga relaciones sexuales	El hombre debe sacar el pene antes de eyacular cada vez que tenga relaciones sexuales. Y aunque lo saque, es posible que un poco de semen entre en la vagina y cause un embarazo o transmita una ITS.
Dar el pecho (funciona como método solo los primeros 6 meses)	**Muy buena**	Ninguna	Varias veces al día y durante la noche	Es eficaz solo si la mujer le da solo el pecho al bebé y nada más, y si no le ha vuelto a bajar la regla.
Conocimiento de la fertilidad 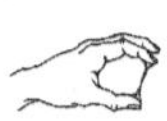	**Buena**	Ninguna	Cada vez que tenga relaciones sexuales	Este método no funciona para las mujeres que tienen ciclos menstruales irregulares.
Relaciones sexuales sin penetración (el pene no entra en la vagina)	**La mejor**	Depende	Cada vez que tenga relaciones sexuales	Si el pene no toca los genitales de la mujer, ella no puede quedar embarazada. Las ITS se pasan fácilmente con el sexo anal. Es menos probable que se trasmiten las ITS con el sexo oral, y casi nunca ocurre con solo caricias sexuales.
La esterilización	**La mejor**	Ninguna	1 sola vez	Después de esterilizarse, una mujer no podrá embarazarse, y un hombre no podrá embarazar a una mujer.

EL LIBRO DE ILUSTRACIONES DEL PARTO

Reconocimientos

Queremos expresar nuestra gratitud al Doctor Gordon Wallace, amigo legendario de Fran Hosken, y a la fundación Wallace Global por el apoyo financiero a este proyecto.

También queremos agradecer a Kathy Dillon por su trabajo y todo su apoyo en los proyectos de Fran.

Fran también le rindió homenaje a las personas que la ayudaron: Marry Lee Garrant, LPN; Susan C. Marchessault; Janet Isaacs Ashford; Judith Luce; Linda Collins; The Boston Women's Health Book Collective; y las parteras de Africa y Asia, Khin Mu Aeye, Temperance Lolaka, Rosalyn Owino y Marie Toure Ngom.

Traducciones y adaptaciones

El Libro de Ilustraciones del Parto está disponible de Hesperian–Guías de salud en ingles, español, francés, árabe, y somalí. *El libro de ilustraciones del parto* ha sido adaptado e impreso en India por CHETNA en los idiomas hindi, gujarati, telugu y bengali, impreso en Etiopia y publicado por etapas en Haití. La fundación Marimed financió la traducción a marshalés.

Hesperian–Guías de salud acepta cualquier iniciativa de traducir y adaptar estos materiales de enseñanza. Estos han sido registrados intencionalmente para evitar la explotación comercial: el uso de la registración esta realmente disponible para las organizaciones interesadas en reproducir este libro para el uso educacional. Por favor contacte Hesperian–Guías de salud para mayor información.

www.ingramcontent.com/pod-product-compliance
Lightning Source LLC
LaVergne TN
LVHW081059071026
849535LV00013BB/4312
* 9 7 8 1 9 4 2 9 1 9 2 5 4 *